Régime Cétogène et Jeûne Intermittent

Deux régimes en un pour vous aider à perdre du poids rapidement, gagner en énergie et améliorer votre santé au quotidien

Teresa COOK

Tous les droits sont réservés. Aucune partie de ce livre ne peut être reproduite ou transmise sous quelque forme que ce soit par quelque moyen que ce soit, électronique, mécanique, par photocopie, enregistrement ou autrement, sans l'autorisation écrite préalable de l'éditeur.

Clause de non-responsabilité

Les informations contenues dans cet ouvrage sont distribuées «telles quelles», sans garantie. Bien que toutes les précautions aient été prises lors de la préparation du livre, ni l'auteur ni l'éditeur ne sauraient être tenus pour responsables envers toute personne ou entité des dommages causés ou supposés être causés directement ou indirectement par les instructions contenues dans ce livre ou par les produits qui y sont décrits.

Table des matières

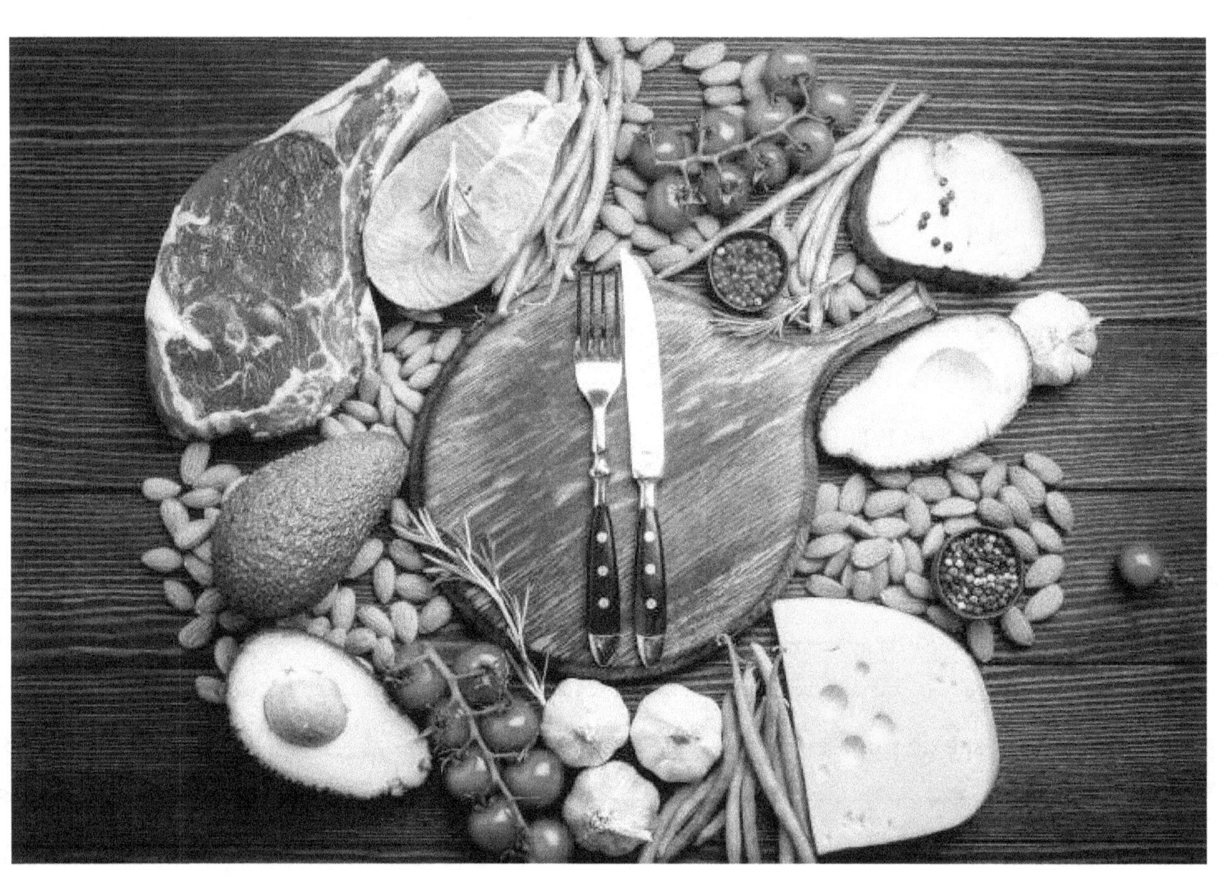

Introduction

Le jeûne intermittent et le régime cétogène sont deux des dernières tendances les plus populaires en matière de santé. De nombreuses personnes soucieuses de leur santé utilisent ces méthodes pour perdre du poids et contrôler certains problèmes de santé. Bien que tous deux aient de solides recherches étayant leurs prétendus avantages, beaucoup de gens se demandent s'il est sûr et efficace de combiner les deux !

Comme son nom l'indique, le jeûne intermittent est un mode de vie où l'on se passe périodiquement de nourriture. Cela ne veut pas dire que vous crevez de faim, loin de là. Au lieu de cela, vous mélangez le jeûne avec une alimentation saine, en étant attentif à ce que vous mangez et buvez afin de promouvoir une meilleure santé et la clarté mentale.

Le régime cétogène (keto) est un régime alimentaire riche en graisses et très pauvre en glucides. Les glucides sont généralement réduits à moins de 30 grammes par jour, ce qui oblige votre corps à compter sur les graisses au lieu du glucose pour sa principale source d'énergie.

Dans le processus métabolique connu sous le nom de cétose, votre corps décompose les graisses pour former des substances appelées cétones qui servent de source de carburant de remplacement.

Ce régime est un moyen efficace de perdre du poids, mais il a aussi plusieurs autres avantages. Il est utilisé depuis près d'un siècle pour traiter l'épilepsie et est également prometteur pour d'autres troubles neurologiques. Par exemple, le régime keto peut améliorer les symptômes mentaux chez les personnes atteintes de la maladie d'Alzheimer. De plus, il peut réduire la glycémie, améliorer la résistance à l'insuline et diminuer les facteurs de risque de maladie cardiaque comme les taux de triglycérides.

Dans cet ouvrage, vous découvrirez un plan de repas de la période d'adaptation keto de 28 jours, ainsi de délicieuses recettes à base d'aliments complets, qui comblent et satisferont vos faims tout en maîtrisant vos besoins.

Ceci est un guide pratique pour guérir le corps de l'intérieur. La plupart des gens qui tentent un régime cétogène le font d'une manière complètement fausse. Cette cure est fondée sur un véritable régime cétogène, qui vous aide à rétablir votre métabolisme, à retrouver la santé, à perdre du poids naturellement et à exploiter votre énergie. Il vous donnera la prescription dont vous avez besoin pour soigner votre corps en mangeant des aliments sains et complets.

Au bout du premier mois, vous remarquerez que vous ne voulez plus faire la sieste, que vous avez perdu la graisse du ventre et des hanches, que votre peau est devenue brillante, que les douleurs articulaires ne sont plus là et que vous n'avez plus faim ni ne pensez à la nourriture tout au long de la journée ! Vous aurez plus d'énergie pour votre travail quotidien, votre foyer et vos loisirs ! La clarté de la pensée qui l'accompagne est également l'un des effets positifs que vous aurez comme conséquence directe de ce régime. Un meilleur bilan de santé, une lecture optimisée du cholestérol, une glycémie normalisée et un risque de maladie cardio-vasculaire réduit, ne sont que quelques-uns des effets bénéfiques sur la santé de ce mode de vie sain !

Première Partie : Régime keto

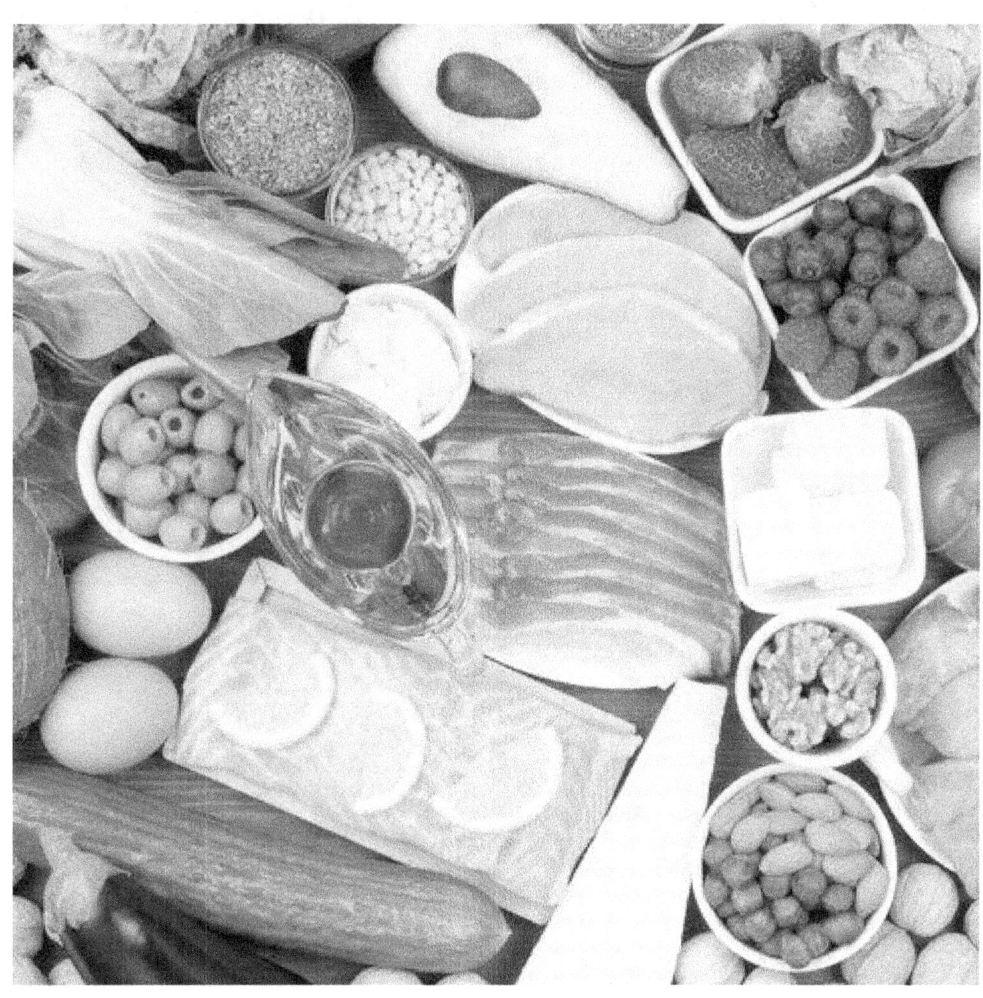

Ce qu'il faut savoir sur le régime cétogène ?

Le régime keto est une alimentation à haute teneur en graisses, à teneur modérée en protéines et à faible teneur en glucides, qui présente de puissants avantages pour la santé. Développé à l'origine au début des années 1920 pour traiter les crises d'épilepsie, le régime est tombé en disgrâce dans les établissements de soins médicaux une fois que les médicaments anti-seizure sont devenus disponibles. Plus de soixante-dix ans plus tard, il a été redécouvert comme une alternative efficace aux produits pharmaceutiques. Depuis lors, sa popularité s'est accrue et les médias se sont intéressés de plus en plus à la variété de maladies qu'il traite.

Le régime cétogène est trop souvent considéré comme un simple régime sans sucre. Mais en réalité, il s'agit d'un régime pauvre en glucides, et c'est une distinction importante. Le régime keto élimine ou réduit considérablement tous les aliments qui se transforment en sucre dans l'organisme, notamment les glucides et même les protéines, ainsi que les sucres raffinés et naturels. Après tout, les glucides complexes (y compris les céréales complètes et les légumes racines « sains ») ne sont que des molécules de glucose accrochées ensemble dans une longue chaîne. Le tube digestif le décompose en glucose… également connu sous le nom de sucre !

Si souvent, les gens se concentrent sur la réduction de calories pour perdre du poids, car on leur dit que le métabolisme se résume à un apport de calories. Mais nos corps sont beaucoup plus complexes que cela. Il est difficile de perdre du poids simplement en limitant le nombre de calories. Manger moins et perdre de la graisse corporelle ne va pas nécessairement de pair. Un régime hypocalorique et riche en glucides déclenche une série de signaux biochimiques dans votre corps qui vous déséquilibrent, ce qui rend plus difficile l'accès à la graisse corporelle stockée pour obtenir de l'énergie. En conséquence, vous atteignez un plateau de perte de poids au-delà duquel vous ne pouvez tout simplement plus perdre de poids. En outre, les régimes basés sur la limitation des calories échouent généralement, car les personnes qui suivent ces régimes fatiguent de se sentir affamées et privées. Insatisfaits, ils abandonnent leur régime, reprennent du poids, puis se sentent comme des échecs s'ils manquent de volonté ou de discipline pour rester sur le régime alimentaire.

En réalité, une perte de poids réussie a peu à voir avec la discipline. C'est plus une question de quoi manger que de manger. Sur un régime cétogène, vous pouvez manger suffisamment de nourriture pour vous sentir satisfait tout en perdant de la graisse corporelle, sans compter de manière obsessionnelle les calories ou les grammes de graisse.

Qu'est-ce que la cétose ?

La cétose est un état où le corps produit des molécules appelées cétones créées par le foie. Conçu pour donner de l'énergie aux cellules et aux organes, il peut remplacer le glucose en tant que source de carburant alternative. Dans notre régime traditionnel riche en glucides, notre énergie provient principalement du glucose, qui est converti à partir des glucides que nous mangeons pendant les repas. Le glucose est une source d'énergie rapide, où l'insuline est requise comme une sorte de messager qui ordonne aux cellules de s'ouvrir et de permettre au glucose de s'écouler de sorte qu'il puisse être utilisé comme carburant pour les mitochondries, autrement dit les usines d'énergie dans nos cellules.

Plus nous ingérons de glucides et plus de glucose sera présent dans notre sang, ce qui signifie que le pancréas doit produire plus d'insuline afin de faciliter la production d'énergie à partir du sucre sanguin disponible. Dans un corps où la fonction métabolique est encore normale, l'insuline produite à partir du pancréas est facilement acceptée par les cellules, ce qui conduit ensuite à une utilisation efficace du sucre dans le sang comme énergie. Le problème est que nos cellules peuvent devenir insensibilisées à l'insuline, ce qui conduit le pancréas à pomper de plus en plus d'insuline dans le corps pour purifier et normaliser le taux de sucre dans le sang.

La désensibilisation à l'insuline ou la résistance à l'insuline est principalement due à la présence élevée et continue de glucose dans le sang, généralement due à l'ingestion d'aliments riches en glucides. Pensez aux cellules de votre corps comme à un videur dans un club, où vous devez payer des frais pour y accéder. Vous jouez le rôle du glucose ici, et les frais requis pour entrer dans le club sont de l'insuline. Si votre fréquence au club est conforme à la norme, le videur ne détecte rien d'inhabituel et n'augmente donc pas les frais d'inscription. Cependant, si vous vous présentez presque chaque nuit en demandant à être admis, le videur connaît votre besoin urgent et augmente en conséquence les frais d'insuline afin de laisser entrer le glucose. Progressivement, le droit d'entrée augmente de plus en plus jusqu'au point où la source d'insuline, qui dans ce cas est le pancréas, n'en produit plus. C'est là que la situation sera diagnostiquée comme un diabète de type 2 et que la solution habituelle consisterait à prendre toute la vie avec des médicaments ou des injections d'insuline.

Le nœud de la question réside ici dans la présence de glucose dans le corps. Chaque fois que nous consommons un repas riche en glucides, ce qui n'est pas difficile à l'ère des fast-foods et des friandises, notre taux de sucre dans le sang est élevé et l'insuline est activée pour la conversion en énergie ainsi que pour le stockage de l'excès dans les cellules adipeuses. C'est là que la fureur habituelle se fait jour, avec des condamnations concernant le glucose et l'insuline comme étant à l'origine de nombreuses maladies et d'une prise de poids redoutée. Je voudrais saisir cette occasion pour dire que l'insuline et le glucose ne sont évidemment pas la racine de tous les maux, comme le prétendent certains livres. Il serait beaucoup plus juste de dire que notre régime actuel est la principale cause d'obésité et de maladies métaboliques qui sévit dans la majeure partie du monde développé.

Dans le régime cétogène, où nous pouvons voir le changement pour le mieux. Celui-ci est un régime à base de graisse, l'accent étant mis sur la réduction délibérée des glucides. Cette approche est conçue de manière à réduire notre consommation d'aliments sucrés et féculents, si facilement disponibles. C'est un fait amusant : le sucre était en fait utilisé comme agent de conservation dans le passé, et ce n'est pas un hasard si la plupart des aliments transformés que nous connaissons aujourd'hui contiennent de grandes quantités de sucre simplement parce qu'ils permettent de prolonger leur durée de conservation. Il a également été démontré que les aliments riches en sucre déclenchent la réponse hédonique du cerveau à la faim, ce qui vous oblige essentiellement à manger pour le plaisir plutôt que pour la vraie faim. Des études ont montré que les friandises sucrées sont liées aux zones du cerveau qui sont également responsables du jeu et de la toxicomanie. Maintenant, vous savez pourquoi vous ne pouvez pas sembler arrêter de vous mettre ces bonbons confits dans votre bouche !

Nous diminuons donc les glucides et c'est là que les graisses entrent en jeu pour remplacer l'énergie nécessaire au maintien du corps. Avec le régime cétogène standard, vous chercherez à absorber 75 % de votre apport calorique quotidien sous forme de graisse, environ 20 % sous forme de protéines et les 5 % restants sous forme de glucides. Nous faisons cela parce que, comme vous vous en souvenez, nous voulons que les graisses deviennent notre principale source de carburant. Ce n'est qu'en combinant la réduction des glucides et l'augmentation de notre consommation de graisse que nous déclencherons l'initiation de la cétose. Soit, nous le faisons par le biais du régime alimentaire qui permet une utilisation durable et à long terme, ou nous nous affamons nous-mêmes en cétose. Oui, vous avez bien compris, la cétose est la fonction naturelle de l'organisme qui constitue un tampon contre les périodes de soudure où la nourriture est rare.

Comment le régime keto favorise la perte de poids ?

L'une des premières choses que nous perdons toujours lorsque nous adoptons un régime cétogène est très certainement le poids de l'eau. Le corps stocke le glucose sous forme de graisse adipeuse, mais une petite quantité de glucose est stockée sous forme de glycogène, principalement composé d'eau. Le glycogène est destiné à fournir une énergie rapide et éclatante, celle dont nous avons besoin lorsque nous sprintons ou soulevons des poids. Lorsque nous réduisons les glucides, le corps se tourne vers le glycogène en tant que premier réservoir d'énergie, ce qui explique la perte de poids en eau au début. Cet éclatement initial de poids perdu peut être un stimulant pour le moral de beaucoup, et c'est un bon augure pour l'avenir de ceux qui s'en tiennent au régime Céto. Sur une note de côté, le poids de l'eau est facilement perdu et gagné. Cela signifie que pour les personnes qui voient des résultats sur le régime Céto au départ, puis qui décident de quitter le train en marche pour une raison quelconque, il y a de fortes chances que leur poids revienne à la hausse une fois que les glucides deviennent le pilier calorique quotidien.

Pour les autres qui s'en tiennent au régime cétogène, ce qui va se passer ensuite sera le mécanisme de combustion des graisses du corps qui est responsable des résultats étonnants de perte de poids constatés par beaucoup.

La combustion des graisses n'est pas la seule raison pour laquelle la perte de poids est visible dans le régime keto. La suppression de la faim et l'amélioration de la satiété après les repas sont également des raisons pour lesquelles les gens sont mieux à même de perdre du poids pendant leur régime. L'adage de manger moins et de bouger plus a toujours été l'un des principes de longue date de la perte de poids. L'idée est de créer un déficit calorique tel que le corps soit obligé de compter sur ses réserves d'énergie stockées pour compenser les dépenses nécessaires. Sur papier, cela semble facile et simple, mais pour quiconque a déjà vécu des situations où vous avez dû consciemment restreindre votre consommation de manger sur un estomac affamé, cela pourrait être aussi difficile que de gravir le mont Everest !

Avec le régime cétogène, vous savez que vous obtiendrez une suppression naturelle de la faim, en raison de l'ajustement des hormones qui contrôlent les sentiments de faim et de plénitude. En plus de cela, les aliments que nous consommons habituellement pendant le régime aident également à perdre du poids. On sait que les graisses et les protéines sont plus rassurantes et épanouissantes que les glucides sucrés. Lorsque nous adoptons un régime alimentaire riche en graisses tout en réduisant les glucides, nous réalisons deux choses à peu près en même temps. La diminution des glucides, en particulier des sucres sucrés, réduit le désir de manger simplement parce que vous en avez envie, et non pas parce que vous avez vraiment faim. Augmenter la consommation de graisse crée également l'effet de satiété beaucoup plus rapidement et vous permet de vous sentir rassasié. C'est en partie pourquoi de nombreuses personnes qui suivent une diète Céto disent qu'elles peuvent prendre deux repas par jour, sans ressentir la moindre pincée de faim.

Avantages du mode de vie keto ?

Plus qu'un simple potentiel pour inverser le diabète de type 2, le régime cétogène a de nombreux effets bénéfiques, énumérés ci-dessous. Cela constituera un bon rappel ou rappel de motivation lors des moments du parcours Céto où les choses se compliquent et où jeter l'éponge devient une option plutôt agréable. N'abandonnez pas ! Ce sont les bonnes choses qui vous attendent au bout de l'arc-en-ciel !

Suppression naturelle de la faim — comme ce qui a été élaboré précédemment, cette caractéristique du régime Céto est très utile lorsque votre objectif est de perdre du poids. Vous pouvez maintenant le faire sans souffrir de la folie de la faim.

Perte de poids durable et maintien — une autre chose qui pèse sur le régime cétogène est le fait que vous n'avez pratiquement pas à faire attention aux rebonds de poids soudains ou aux gains de poids fous si vous suivez le régime. Les mécanismes de la cétose ne permettent pas que cela se produise, et bien sûr, nous parlons ici de repas normaux, pas de régimes de sept ou huit mille calories, qui bouleverseraient définitivement le processus de perte de poids. Vous pouvez toujours prendre du poids si vous mangez trop !

Des pensées plus claires dans l'esprit — en raison des avantages neuroprotecteurs que les cétones confèrent réellement au cerveau, l'un des avantages supplémentaires de la Céto serait de bénéficier d'un esprit plus net et plus clair. Les processus de pensée sont touchés avec plus de clarté, sans le brouillard cérébral habituel pour les personnes qui suivent un régime riche en glucides. Les cétones qui brûlent plus efficacement comme carburant contribuent également à cette clarté mentale accrue.

Découvrez des humeurs meilleures et plus stables — lorsque le corps entre en cétose, les cétones générées pour l'énergie contribuent également à l'équilibre entre deux neurotransmetteurs qui régissent le cerveau : le GABA, également appelé acide gamma-aminobutyrique, et le glutamate. Le GABA sert à calmer le cerveau, tandis que le glutamate agit comme un stimulant pour le système cérébral. Le truc pour un cerveau en bonne santé et heureux est de maintenir un équilibre correct entre ces deux substances, et les cétones aident certainement à atteindre cet objectif.

Améliorez les niveaux d'énergie et résolvez la fatigue chronique — au lieu d'avoir des pics en montagnes russes, le corps alimenté à la cétone vous permettra de faire l'expérience de niveaux d'énergie plus ou moins constants aussi longtemps que vous mangez au moment où vous avez faim. La fatigue chronique devient également un nonproblème en raison des niveaux d'énergie élevés. Même si la fatigue chronique est le symptôme d'autres maladies, beaucoup constatent que, même si elle ne disparaît pas complètement, la fatigue s'atténue mieux avec le régime Céto.

Réduisez vos niveaux d'inflammation — lorsque vous vous assurez que votre équilibre en acides gras oméga-3 est adéquat, ces acides gras polyinsaturés sains aident à réduire la réponse inflammatoire dans le corps. Cela fait de bonnes nouvelles pour ceux qui souffrent de maladies inflammatoires chroniques. En outre, la restriction en glucides entraînerait probablement une diminution importante de votre consommation de sucre, ce qui contribuera également à réduire l'inflammation.

Réduisez votre taux de triglycérides — avec un apport réduit en glucides, le taux de triglycérides dans le sang serait automatiquement réduit. Les triglycérides se forment lorsque nous avons un excès de calories, généralement des glucides, ce qui permet au corps de commencer le processus de stockage de l'énergie non requise sous forme de graisse. Lorsque le corps est alimenté principalement par des cétones et non par du glucose, la nécessité de produire des triglycérides diminue en fait en raison du changement des habitudes alimentaires. Sur Céto, vous mangez lorsque vous avez vraiment faim, et non à cause des fluctuations fluctuantes de la glycémie et de la sirène des glucides.

Améliorez votre taux de lipides — en cas de keto, votre taux de cholestérol HDL augmente, alors que votre taux de cholestérol LDL va en sens inverse. Dans certains cas, vous constaterez une augmentation des taux de HDL et de LDL, entraînant une augmentation globale du taux de cholestérol. Certaines personnes ont exprimé leur inquiétude à ce sujet et j'aimerais développer un peu plus à ce sujet. Les taux de LDL et de cholestérol total peuvent devenir élevés pour ceux qui suivent un régime cétogène, mais cela ne devrait pas vous effrayer totalement ! Pensez-y de cette manière : si votre corps a été endommagé métaboliquement au cours des années de consommation de glucides transformés et sucrés, l'augmentation du cholestérol est en fait un signe que le corps traverse un cycle de guérison afin de normaliser la fonction métabolique. Lorsque les dommages sont en grande partie réparés, les niveaux de LDL et de cholestérol total ont tendance à commencer à baisser. Le corps de chacun est différent, de même que le temps nécessaire à la réparation. Certains pourraient voir des résultats dans les mois à venir, alors que d'autres auront besoin d'un an ou deux pour atteindre les niveaux optimaux.

Moins de stress oxydatif — le régime cétogène est responsable de l'augmentation des antioxydants présents dans le corps, tout en réduisant directement l'oxydation subie par les mitochondries du corps. Avec une activité antioxydante accrue pendant le régime keto, les radicaux libres ont tendance à avoir plus de mal à infliger des dommages oxydatifs à votre corps. Moins d'oxydation signifie généralement que nos cellules et nos organes fonctionnent mieux et bénéficient d'une durée de vie plus longue. Cela signifie également que nous pourrions avoir une chance de prolonger notre longévité, car l'oxydation, l'une des principales causes du vieillissement, voit son activité restreinte dans une certaine mesure pendant le régime cétogène.

Comment éviter la grippe Céto ?

La grippe Céto n'est pas un virus qui n'infecte que ceux qui décident d'essayer un régime cétogène. C'est la réponse de l'organisme à la restriction glucidique. Les symptômes les plus courants de la grippe Céto sont l'envie de sucre, les étourdissements, l'irritabilité, le brouillard dans la tête et la mauvaise concentration, les douleurs à l'estomac, les nausées, les crampes, les courbatures et l'insomnie.

Pour éviter cela, suivez ces règles simples :

1- Buvez plus d'eau (avec une pincée de sel non raffiné).

L'hydratation est vitale, surtout lorsque vous suivez un régime cétogène. Si vous ne buvez pas assez d'eau pendant un régime Céto, vous pouvez facilement vous déshydrater et ressentir des effets secondaires.

2- Complétez votre alimentation avec du sodium, du potassium et du magnésium.

Pour obtenir suffisamment de potassium, ajoutez des avocats et des légumes-feuilles comme les épinards à votre alimentation. Ajoutez un peu de sel brut à chaque repas et à l'eau pour rétablir la teneur en sodium.

Le magnésium est un autre minéral important qui peut faciliter considérablement votre transition vers la cétose. Bien que vous ne perdiez pas de magnésium, tout en limitant les glucides, il est primordial de vous aider à prévenir et à chasser les crampes, à améliorer la qualité du sommeil et à augmenter la sensibilité à l'insuline. Ajoutez simplement des graines de citrouille, des amandes et des épinards à votre alimentation.

3- Mangez plus de gras.

Pour aider votre corps à s'adapter, mangez plus de gras. La graisse fournit des cellules hépatiques Acetyl-CoA, qu'ils peuvent utiliser pour fabriquer des cétones.

4- Faites des exercices de faible intensité le matin.

Au réveil, remplissez la bouteille d'eau et d'une pincée de sel, et allez vous promener. La marche doit se faire à un rythme où l'on peut facilement parler sans halètement. Il est souhaitable de marcher environ une heure.

En continuant à marcher, vous devriez vous sentir de mieux en mieux et de plus en plus éveillé. Il s'agit d'une forme d'exercice de faible intensité qui aidera à augmenter la combustion des graisses, et vous n'aurez pas à souffrir de la grippe Céto.

5- Soulager le stress par la méditation.

Lorsque vous commencez un régime cétogène, vous pouvez être plus tendu et plus irritable que d'habitude. Ceci est dû au fait que votre taux de cortisol est légèrement plus élevé que d'habitude.

Pour aider à réduire les niveaux de cortisol et à améliorer le bien-être général, il est préférable de faire de la méditation quotidienne.

Chaque jour, pendant 15 minutes, restez assis silencieusement, inhalant et expirant lentement et profondément.

Le but de la méditation n'est pas d'être irréfléchi, afin de ne pas être distrait par la pensée, mais de se concentrer sur la respiration. C'est ainsi que vous entraînez votre esprit pour que la vie soit moins stressante.

6- Un bon sommeil est la clé du succès.

Une autre façon de réduire le niveau de stress est d'assurer un bon sommeil. Un bon sommeil est particulièrement important pour les régimes cétogènes. Sans cela, les niveaux de cortisol augmenteront, ce qui complique le keto-grippe et la céto-adaptation. Dormez au moins 7 à 9 heures par nuit, et si vous vous sentez fatigué au milieu de la journée, allongez-vous pendant 30 minutes ou méditez.

Pour vous endormir plus rapidement la nuit, éteignez toutes les lumières (y compris le téléphone) au moins 30 minutes avant d'aller vous coucher. Cela vous aidera à traduire votre esprit du mode travail au mode veille.

Comment établir un régime cétogène bien formulé ?

Les protéines, les glucides et les lipides sont les trois macronutriments dont votre corps a besoin pour sa croissance et sa santé. Un régime cétogène bien formulé peut être considéré comme une distribution de ces trois macronutriments dans cet ordre, de haut en bas. Voici une bonne formule à suivre pour la plupart des gens.

Étape 1 : Éliminer le sucre et les aliments riches en glucides

Le sucre provoque une inflammation et même les glucides complexes tels que le riz brun, le gruau et les pommes de terre ne sont que des molécules de glucose accrochées ensemble dans une longue chaîne que le système digestif la décompose en glucose. La première étape de votre transition vers le régime cétogène consiste à éliminer le sucre et les glucides. Même les glucides contenus dans les légumes sont décomposés en sucre. Par conséquent, si vous souhaitez entrer dans la cétose, il est essentiel de limiter les légumes féculents, ainsi que les sucres naturels raffinés et naturels et les céréales.

Concentrez-vous sur votre consommation de glucides à 30 grammes ou moins par jour. Pour les personnes atteintes de diabète, il faudra peut-être réduire encore ce niveau (environ 20 grammes par jour ou moins) pour contrer la résistance à l'insuline.

Étape 2 : Atteignez votre objectif en protéines

Nos ancêtres paléolithiques ont prospéré grâce aux protéines animales et à la graisse qui les accompagnait. C'est ce qui les a soutenus pendant l'hiver. Les protéines sont essentielles au maintien de la masse maigre, composée des muscles, des organes et des os. Il est très important de consommer suffisamment de protéines chaque jour, ou au moins d'en faire la moyenne sur une semaine, pour maintenir la masse maigre et la force tout en vieillissant.

En général, mieux vaut manger trop de protéines que pas assez. Ne pas atteindre votre objectif quotidien en protéines entraînera une altération de la masse maigre au fil du temps, ce que personne ne veut.

Étape 3 : Utilisez la graisse comme levier

Si vous ignorez le sucre et les glucides et atteignez votre objectif de protéines, que reste-t-il ? La graisse. C'est un macronutriment essentiel qui a été injustement diabolisé depuis des décennies. Lorsque vous êtes adapté au keto, une graisse saine est votre principale source de carburant. La graisse aide également à fabriquer les hormones qui vous rassurent et à freiner les fringales.

La quantité de graisse dont vous avez besoin pour manger dépend de vos besoins caloriques. Pour perdre du poids, vous voulez consommer moins de calories que vous en brûlez.

Les étapes fondamentales pour réussir une cure cétogène

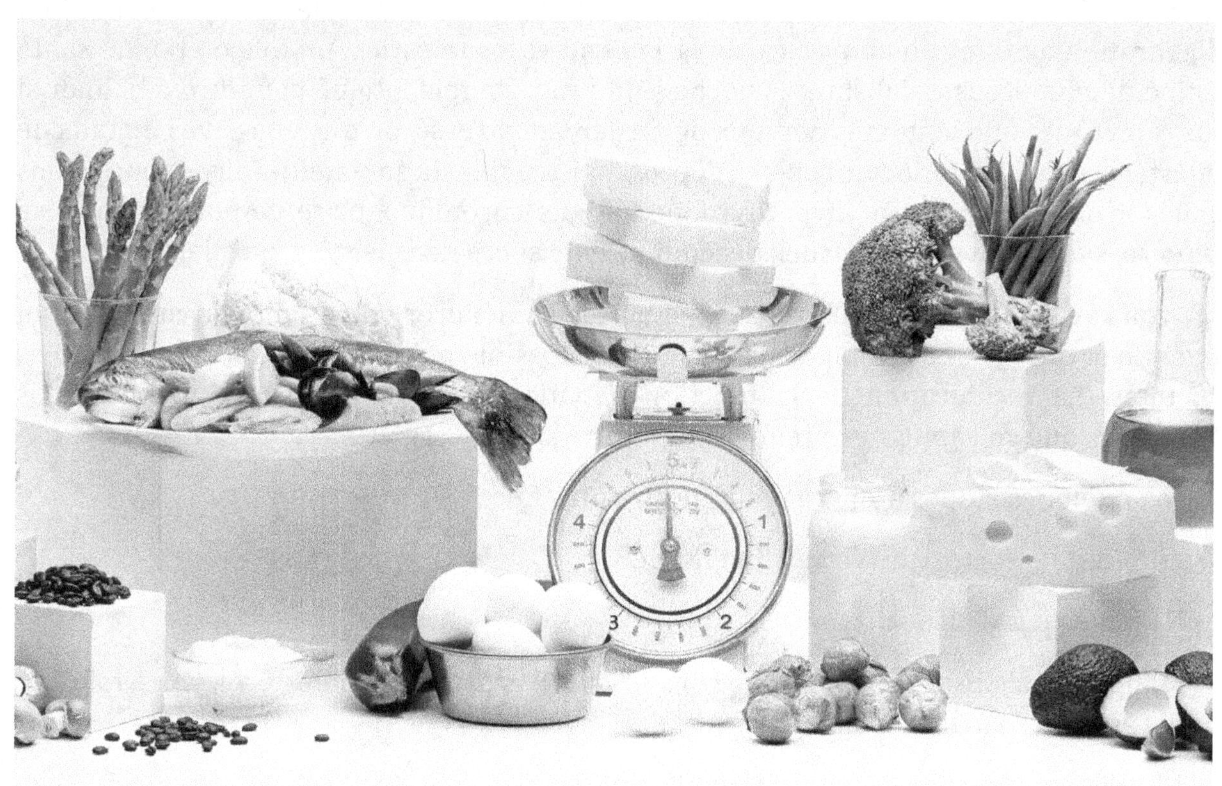

1- Maintenez votre foie le plus sain possible

Le foie effectue plus de quatre cents travaux différents. C'est l'organe le plus important qui améliore le métabolisme dans le corps : il élimine les toxines, métabolise les protéines, contrôle l'équilibre hormonal et renforce le système immunitaire. Il peut même régénérer ses propres cellules endommagées ! Mais ce n'est pas invincible. Lorsque le foie manque de nutriments essentiels ou est submergé de toxines, il ne fonctionne plus comme il se doit.

La fonction la plus importante du foie, et celle qui le rend le plus susceptible d'être endommagé sont de filtrer les nombreuses toxines qui attaquent notre corps. En collaboration avec les poumons, les reins, la peau et les intestins, un foie en bonne santé élimine de nombreuses substances nocives du sang. Un foie fatigué peut être à blâmer si vous remarquez que vous êtes nerveux ou facilement stressé, ou que vous avez un taux de cholestérol élevé, irritation de la peau, dépression, trouble du sommeil, indigestion, lésions rénales, trouble du cerveau, hypothyroïdie, fatigue chronique, prise de poids, mauvaise mémoire, syndrome prémenstruel, déséquilibre de sucre dans le sang, ou allergie.

Si vous avez essayé de nombreuses manières d'améliorer votre santé et votre niveau d'énergie et que rien ne semble vous aider, il est possible qu'un foie fatigué déclenche vos difficultés. La restauration de la fonction hépatique est l'une des mesures les plus essentielles que vous puissiez prendre pour votre santé.

Voici quelques étapes à suivre pour guérir votre foie :

• Éliminez le fructose de votre alimentation.

• Ne buvez pas d'alcool.

• Manger du cholestérol. Si vous ne consommez pas assez de cholestérol, votre foie fera le reste, en se maintenant en overdrive.

• N'utilisez pas de produits chimiques topiques

• Éliminez les obésogènes tels que les feuilles de séchoir et les bougies parfumées.

• Transpiration ! Asseyez-vous dans un sauna ou pratiquez le yoga chaud. Assurez-vous simplement de vous hydrater et de refaire le plein d'électrolytes par la suite.

2- Évitez tous les produits laitiers, même les produits laitiers riches en matières grasses

Pendant la durée de vos 28 jours de cure, sautez le beurre, la crème, le fromage, le yogourt et le lactosérum (y compris les protéines de lactosérum). Je trouve que cela aide beaucoup de personnes à atteindre leur objectif de poids. Lorsque vous avez un intestin enflammé, un phénomène appelé « atrophie des villosités » peut se produire, dans lequel les villosités qui tapissent la paroi intestinale sont endommagées. Les produits laitiers sont digérés aux extrémités des villosités, cette condition endommage donc l'absorption des produits laitiers. Une fois que vous guérissez la paroi intestinale avec un régime anti-inflammatoire keto, vous pourrez peut-être réintégrer des produits laitiers dans votre régime (en petites quantités au début).

3- Essayez le jeûne intermittent

Le jeûne intermittent est un schéma de consommation dans lequel vous jeûnez régulièrement. Il y a beaucoup de façons d'intégrer le jeûne dans votre vie. Je suggère de sauter le dîner une ou deux fois par semaine, peut-être un jour où vous rentrerez tard et que vous mangerez trop tôt. J'aime cette option, car elle stimule l'hormone de croissance humaine à un niveau élevé lorsque vous vous endormez.

4- Manger des légumes fermentés

On me demande souvent : comment les Asiatiques peuvent-ils consommer autant de riz et de nouilles tout en restant aussi minces ? La réponse est que leurs repas commencent souvent par du Kimchi et d'autres aliments fermentés. De bonnes bactéries intestinales vous aident à digérer correctement les aliments, peuvent vous aider à perdre du poids et renforcer votre système immunitaire. Un corps sain devrait avoir 100 000 milliards de bonnes bactéries intestinales, mais beaucoup de gens n'en ont pas en raison de l'utilisation d'antibiotiques, du stress, des coloscopies ou des nettoyages qui épuisent le corps de cette bactérie essentielle.

Lorsque les bactéries intestinales saines sont épuisées, vous perdez la sérotonine (le produit chimique du bien-être), ce qui vous fait penser à des idées de sucre et de glucides. La sérotonine basse provoque également une mélatonine basse, ce qui conduit à un mauvais sommeil.

Le Kimchi et les autres légumes fermentés ont de bonnes bactéries intestinales appelées probiotiques, qui aident à peupler et à rééquilibrer la flore intestinale. Des études ont prouvé que les probiotiques peuvent aider à guérir une grande variété de maladies, telles que la dépression, le cancer, la santé intestinale et les allergies.

Oui, beaucoup de plats asiatiques comprennent du riz ou des nouilles, mais la nutrition de ces plats doit être applaudie ! Un bol de nouilles est préparé avec un bouillon, des tendons et des tripes faites maison. Les cultures asiatiques consomment également de grandes quantités d'organes, comme la langue et le foie-de-bœuf.

Commencez donc vos repas avec des cornichons fermentés, de la vraie choucroute ou du kimchi pour assurer un bon équilibre intestinal, ou prenez un probiotique de qualité contenant des bifidobactéries. Je vous assure que les envies vont s'atténuer, que votre humeur sera beaucoup plus équilibrée et que votre sommeil sera bien amélioré.

5- Évitez l'alcool

L'élimination de l'alcool est importante pour le sommeil, l'humeur et le métabolisme. L'alcool ne vous aide pas à contracter la cétose.

6- Éliminer les huiles végétales

Les huiles végétales sont très inflammatoires et doivent être évitées. La plupart des aliments emballés utilisent de l'huile de colza, des graines de coton, du soja ou du maïs. Même la mayonnaise, les vinaigrettes et les noix rôties « saines » sont probablement à base d'huiles végétales. Produisez vous-même des graisses saines à la place !

7- Désintoxication des mauvais estrogènes

Les plastiques sont œstrogéniques. Évitez de mettre des aliments chauds dans des assiettes en plastique ou des boissons chaudes dans des gobelets en plastique. Ne pas mettre au micro-ondes les aliments dans des contenants en plastique ni boire dans des bouteilles d'eau en plastique. Éliminez les aliments non organiques liés aux estrogènes synthétiques.

8- Bénéficier de l'effet de postcombustion

Attendez un peu de temps pour manger après une séance d'entraînement difficile. Faire de l'exercice augmente l'hormone de croissance humaine, qui stimule les cétones. L'effet de postcombustion peut brûler jusqu'à 400 calories de plus si vous attendez pour manger.

9- Ne pas grignoter

Si vous alimentez constamment votre corps et augmentez l'insuline, vous ne pouvez pas brûler de graisse. Ne pas manger toutes les deux heures ; s'en tenir à des repas réguliers.

10- Ne pas manger trop de protéines en même temps

Votre corps ne peut pas stocker de protéines. Tout excès de protéines se transforme en sucre via la gluconéogenèse. Répartissez votre apport en protéines tout au long de la journée.

11- Mangez doucement

Manger lentement diminue la réponse à l'insuline. Cela aide également à enregistrer l'hormone leptine, ce qui vous indique que vous êtes rassasié.

12- Hydratez-vous

Lorsque vos reins sont déshydratés, le foie cesse de faire son travail principal et aide plutôt les reins. Lorsque vous êtes bien hydraté, votre foie peut se concentrer sur la combustion des graisses. Soyez gentil avec votre foie !

13- Ne pas boire en mangeant

L'hydratation est importante, mais les liquides diluent vos enzymes digestives. Arrêtez de boire une heure avant un repas et recommencez une heure ou deux après un repas.

14- Évitez le fluor en buvant de l'eau par osmose inverse et en choisissant des aliments biologiques

On le trouve dans de nombreux produits commerciaux, comme la soupe, les sodas et le thé noir. Le fluorure fait des ravages sur nos thyroïdes. Pour limiter votre exposition, buvez de l'eau d'osmose inverse et optez pour des aliments certifiés biologiques, qui ne sont pas pulvérisés avec des pesticides.

15- Limitez les sorties au restaurant

Le contrôle des ingrédients est une raison d'éviter de manger à l'extérieur. On ne peut jamais savoir avec certitude quelles huiles les restaurants utilisent pour la cuisine, mais il s'agit très probablement d'huiles végétales inflammatoires. Le gluten et les produits laitiers provoquant une inflammation se glissent également dans les plats ; par exemple, les viandes sont souvent marinées dans une sauce de soja contenant du gluten.

16- Arrêtez le discours intérieur négatif

Dites-vous que vous pouvez le faire et entourez-vous de personnes positives qui vous aideront dans votre cheminement. Même un groupe de soutien en ligne peut vous aider à garder le cap.

Avec toutes ces informations en main, je vous souhaite toute la réussite pour ces 28 premiers jours de votre voyage keto. Je sais que le mode de vie cétogène peut sembler bouleversant et nouveau, mais essayez une nouvelle chose par semaine ; peut-être que cette semaine, vous passerez de l'œuf aux céréales et que vous commencerez à marcher après le dîner.

Au lieu de vous sentir dépassé, sentez-vous plus robuste en disposant des outils dont vous avez besoin pour réussir votre voyage. Finis les régimes sans privation consistant en des aliments synthétiques et sans graisse : un régime cétogène signifie un véritable aliment, une réelle satisfaction et un métabolisme sain.

Deuxième partie : plan de repas de 28 jours

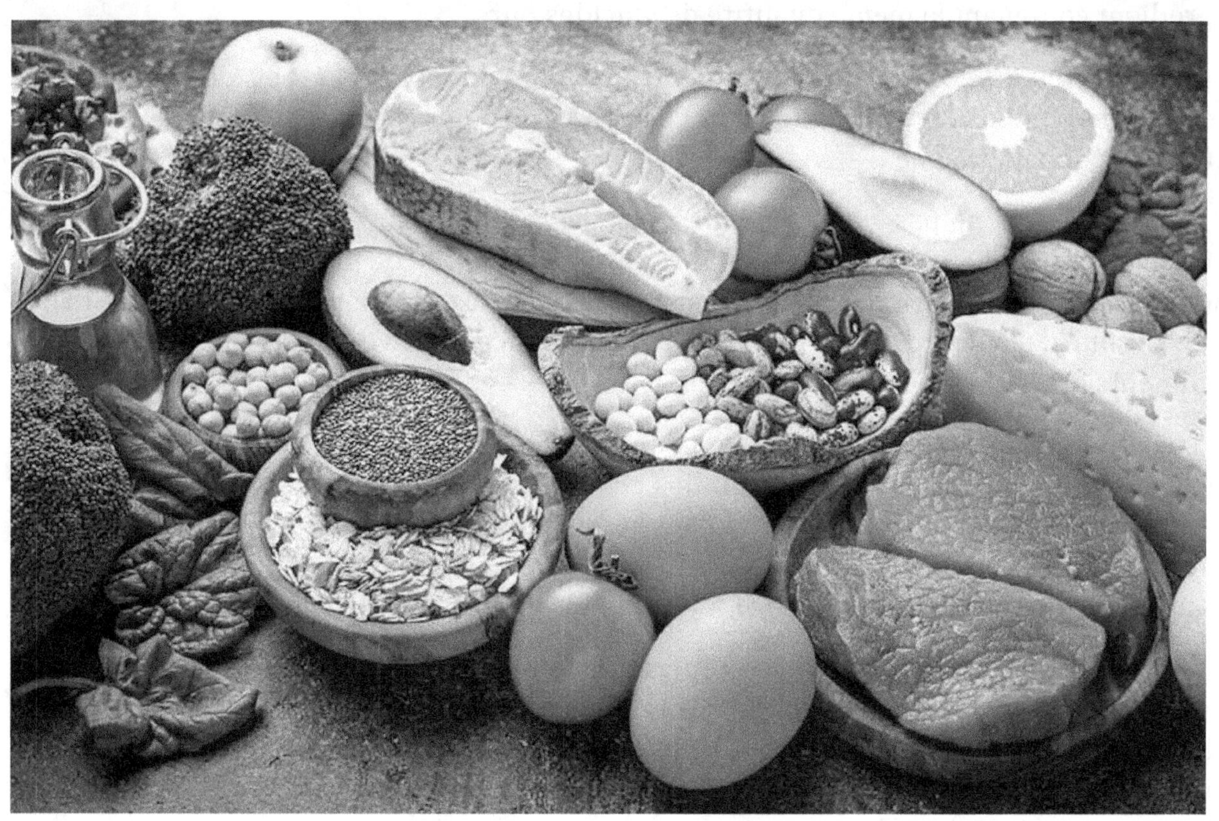

Faites vos achats à l'avance et n'achetez rien que vous ne mangerez pas. Certains produits peuvent se dégénérer si vous les achetez une semaine à l'avance. Dans ce cas, mettez-les au congélateur ou achetez-les quelques jours avant la cuisson.

Si vous avez besoin d'emporter de la nourriture au travail, préparez la veille.

Vérifiez le plan du menu et soyez toujours prêt à cuisiner des aliments faibles en glucides (œufs durs, bacon croustillant, bouillon d'os, mayonnaise, pesto, moutarde, etc.).

Si vous n'aimez pas l'ingrédient présenté dans ce menu, remplacez-le par un autre ingrédient contenant la même quantité de glucides purs.

Surveillez votre consommation de magnésium, de potassium et de sodium. Les électrolytes sont nécessaires à la santé et à la perte de poids, surtout pendant les premiers jours du régime cétogène.

Ce régime peut ne pas vous convenir, vous devrez donc faire de petits ajustements. Si vous avez besoin de moins de protéines, réduisez la quantité de viande et d'œufs. Ne vous inquiétez pas d'un petit excès de protéines, il ne vous expulsera pas de la cétose. Si vous avez besoin d'ajouter plus de gras (ou moins), concentrez-vous sur l'ajout d'huiles et d'aliments gras.

La liste de courses de la première semaine sera longue. Je suppose que vous n'avez rien chez vous. La plupart des articles sont des produits courants que la plupart des gens ont déjà. Ce sont tous des aliments de base dans la cuisine quotidienne pour le keto et devraient être considérés comme un investissement pour votre santé. Une fois que vous avez tous les articles de la première semaine, il n'y aura plus grand-chose à acheter plus tard.

Pour chaque recette, nous avons répertorié le nombre total de calories, ainsi que le nombre de grammes de lipides, de protéines et de glucides nets. L'érythritol est un édulcorant non nutritif couramment utilisé dans la cuisson à faible teneur en glucides. Parce que cela n'a pas d'impact sur la glycémie chez la plupart des gens, il est soustrait du nombre total de glucides de la recette.

Il est à noter que les valeurs nutritionnelles ont été calculées en fonction de la marque des ingrédients utilisés, il peut y avoir de légères variations si vous optez pour des produits différents. Nous avons fait de notre mieux pour garantir l'exactitude de nos calculs, mais si vous utilisez un régime cétogène pour traiter un problème médical, il est important que vous calculiez la valeur nutritionnelle de chaque recette vous-même.

Première semaine

Notre objectif principal ici est de rester assez simple au début. À mes yeux, la simplicité est essentielle pour une personne qui commence à peine à suivre un régime pauvre en glucides. Vous ne voulez pas que ce soit une transition difficile (au niveau de la cuisine), car il sera difficile de vous débarrasser de vos envies.

Les restes seront une autre chose que nous prendrons en considération. Non seulement c'est plus facile pour vous, mais pour quoi vous contenter de cuire le même aliment plus d'une fois. Le petit-déjeuner est quelque chose que je fais normalement à la manière des restes, pour lequel je n'ai pas à me soucier de ça le matin et je n'ai certainement pas à m'en soucier. Prenez de la nourriture dans le réfrigérateur, déjà préparée, et dirigez-vous vers la porte. Cela devient beaucoup plus facile que ça, n'est-ce pas ?

Les premiers signes de cétose sont connus sous le nom de « grippe keto » : les maux de tête, la formation de buée dans le cerveau, la fatigue, etc. peuvent vraiment énerver votre corps. Assurez-vous de boire beaucoup d'eau et de manger beaucoup de sel. Le régime cétogène est un diurétique naturel et vous allez uriner plus que d'habitude. Il est primordial de maintenir votre apport en sel et votre consommation d'eau suffisamment élevée pour permettre à votre corps de se réhydrater et de réapprovisionner vos électrolytes ; cela aidera à soulager les maux de tête, sinon à les éliminer complètement.

Si vous en avez besoin, buvez de l'eau avec une pincée de sel. Continuez simplement à boire de l'eau (je vous recommande 4 litres par jour) et continuez à manger du sel. Ça va aider, croyez-moi.

Petit-déjeuner

Pour le petit-déjeuner, vous voulez faire quelque chose de rapide, facile, savoureux et bien sûr, qui vous laisse des restes. Je suggère de commencer le premier jour en week-end. De cette façon, vous pouvez faire quelque chose qui durera toute la semaine. La première semaine est consacrée à la simplicité. Personne ne veut préparer le petit-déjeuner avant le travail et nous ne le ferons pas non plus !

Le déjeuner

Nous allons aussi garder les choses simples ici. La plupart du temps, ce sera de la salade et de la viande, recouverte de vinaigrettes à forte teneur en gras. Nous ne voulons pas être trop chahuteurs ici. Vous pouvez utiliser les restes de viande des nuits précédentes ou utiliser du poulet/poisson en conserve, facilement accessible. Si vous utilisez des conserves de viande, essayez de lire les étiquettes et choisissez celle qui utilise le moins (ou aucun) additif !

Dîner

Le dîner consistera en une combinaison de légumes à feuilles (brocoli et épinards) et de la viande. Encore une fois, nous consommerons beaucoup de gras et de protéines.

N.B. Pas de dessert pendant les deux premières semaines.

Liste d'achats de la première semaine

Viandes

- Bacon
- Poulet en conserve
- Saucisse de poulet
- Cuisses de poulet
- Œufs
- Bœuf haché
- Crevette
- Ragoût de viande

Graisses

- Huile d'olive
- Beurre non salé
- Huile de noix de coco
- Crème épaisse
- Noix de pécan

Sauces

- Bouillon de bœuf
- Lait de coco
- Moutarde de Dijon
- Vinaigrette ranch
- Vin rouge
- Sauce de soja
- Pâte de tomate
- Sauce tomate
- Worcestershire

Fromages

- Fromage cheddar
- Parmesan

- Fromage frais

Légumes

- 1 poivron vert
- 3 oignons
- 6 citrons
- Brocoli
- Chou-fleur
- Haricots verts
- Orange
- Persil
- Épinards

Épices

- Piment
- Feuille de laurier
- Poivre noir
- Cardamome
- Poivre de Cayenne
- Poudre de chili
- Ciboulette
- Farine de noix de coco
- Coriandre
- Cumin
- Gingembre
- Ail haché
- Poudre d'oignon
- Origan
- Paprika
- Flocons de piment rouge
- Sel
- Gomme Xanthane
- Poudre de curry jaune

<u>Jour 1</u>

Petit déjeuner

Muffins au fromage [2 muffins]

Par portion *: 410 calories, 32,3 g de matières grasses, 2,5 g de glucides nets et 27,3 g de protéines*

Déjeuner

Salade de poulet et épinards

[2 tasses d'épinards, 3 cuillères d'huile d'olive et ⅓ tasse de poulet en conserve]

Par portion *: 450 calories, 44 g de matières grasses, 0,5 g de glucides nets et 13,5 g de protéines*

Dîner

Burger au bacon [1½ galette] [réfrigérez les restes]

Salade de poivrons rouges [ajoutez 1 cuillère de beurre]

Par portion *: 641 calories, 52,5 g de matières grasses, 4,7 g de glucides nets et 37 g de protéines*

Total journalier

1601 calories, 139,8 g de matières grasses, 7,7 g de glucides nets et 77,8 g de protéines

Jour 2

Petit déjeuner

Œufs brouillés au fromage

Par portion : 453 calories, 43 g de matières grasses, 1,2 g de glucides nets et 19 g de protéines

---

Déjeuner

Salade d'épinards et burger au bacon

[4 tasses d'épinards, 4 cuillères d'huile d'olive et 3 cuillères du reste de viande]

Par portion : 624 calories, 63,9 g de matières grasses, 1,2 g de glucides nets et 10,8 g de protéines

---

Dîner

Ragoût de bœuf à la cannelle et à l'orange [mangez 80 % du ragoût]

Par portion : 519 calories, 35,6 g de matières grasses, 4,1 g de glucides nets et 42,8 g de protéines

---

Total journalier

1596 calories, 142,5 g de matières grasses, 6,5 g de glucides nets et 72,6 g de protéines

Jour 3

Petit déjeuner

Muffins au fromage [2 muffins]

Par portion : 410 calories, 32,3 g de matières grasses, 2,5 g de glucides nets et 27,3 g de protéines

Déjeuner

Salade d'épinards simple (sans viande)

[4 tasses d'épinards et 4 cuillères d'huile d'olive]

Par portion : 537 calories, 57 g de matières grasses, 1 g de glucides nets

Dîner

Cuisse de poulet croustillant au curry [1 cuisse de poulet]

Fresque Queso frit [100 g de Queso frit]

Par portion : 657 calories, 44,7 g de matières grasses, 0,6 g de glucides nets et 40,3 g de protéines

Total journalier

1604 calories, 134 g de matières grasses, 4,1 g de glucides nets et 72,6 g de protéines

Jour 4

Petit déjeuner

Œufs brouillés au fromage

Par portion : 453 calories, 43 g de matières grasses, 1,2 g de glucides nets et 19 g de protéines

---

Déjeuner

Restes de salade au poulet et aux épinards

[4 tasses d'épinards, 4 cuillères d'huile d'olive et ⅓ tasse du reste de poulet]

Par portion : 586 calories, 58 g de matières grasses, 1 g de glucides nets et 15 g de protéines

---

Dîner

Sauté de saucisse de poulet [mangez ⅓ de la recette totale] [congelez le reste en 2 portions] [ajoutez ¼ tasse de fromage cheddar râpé]

Par portion : 541 calories, 38,3 g de matières grasses, 8,3 g de glucides nets et 42,7 g de protéines

---

Total journalier

1580 calories, 140 g de matières grasses, 10,5 g de glucides nets et 76,7 g de protéines

Jour 5

Petit déjeuner

Muffins au fromage [2 muffins]

Par portion : 410 calories, 32,3 g de matières grasses, 2,5 g de glucides nets et 27,3 g de protéines

---

Déjeuner

Restes de saucisse de poulet et d'épinards

[4 tasses d'épinards, 2 cuillères d'huile d'olive et ½ portion du reste du sauté de saucisses]

Par portion : 742 calories, 70,2 g de matières grasses, 4,7 g de glucides nets et 20,8 g de protéines

---

Dîner

Curry aux crevettes et au chou-fleur [consommez 1/6 de la recette totale] [congelez les restes en 5 portions] [ajoutez 1 cuillère d'huile de noix de coco]

Par portion : 451 calories, 33,5 g de matières grasses, 5,6 g de glucides nets et 27,4 g de protéines

---

Total journalier

1602 calories, 136 g de matières grasses, 12,8 g de glucides nets et 75,5 g de protéines

Jour 6

Petit déjeuner

Œufs brouillés au fromage

Par portion : 453 calories, 43 g de matières grasses, 1,2 g de glucides nets et 19 g de protéines

Déjeuner

Salade de poulet et épinards en conserve

[2 tasses d'épinards, 2 cuillères d'huile d'olive et ⅓ tasse de restes de poulet]

Par portion : 351 calories, 31 g de matières grasses, 0,5 g de glucides nets et 15,5 g de protéines

Dîner

Boulettes de viande au chorizo et au cheddar [mangez 5 boulettes de viande] [congelez les restes]

Haricots verts aux pacanes grillées [consommez 1/6 de la recette totale] [gardez les restes en 5 portions]

Par portion : 798 calories, 63 g de matières grasses, 7,1 g de glucides nets et 40,2 g de protéines

Total journalier

1602 calories, 137 g de matières grasses, 8,8 g de glucides nets et 74,7 g de protéines

<u>Jour 7</u>

Petit déjeuner

Œufs brouillés au fromage [ajoutez 1 cuillère de beurre supplémentaire]

Par portion *: 553 calories, 54 g de matières grasses, 1,2 g de glucides nets et 19 g de protéines*

Déjeuner

Salade au fromage à la crème et aux épinards

[4 tasses d'épinards, 3 cuillères d'huile d'olive et 30 g de fromage à la crème]

Par portion *: 496 calories, 51 g de matières grasses, 2 g de glucides nets et 5 g de protéines*

Dîner

Chili des cavernes [mangez ¼ de la recette totale] [gardez les restes en 3 portions]

Pois mange-tout infusés au bacon [consommez ⅓ de la recette totale] [gardez les restes en 2 portions]

Par portion *: 545 calories, 31,1 g de matières grasses, 9,6 g de glucides nets et 53,1 g de protéines*

Total journalier

1594 calories, 136,1 g de matières grasses, 12,8 g de glucides nets et 77,1 g de protéines

Deuxième semaine

Wow, la première semaine est terminée. J'espère que votre régime alimentaire vous convient encore et que vous avez trouvé assez facile de rester sur la bonne voie !

Cette semaine, nous allons garder la simplicité pour le petit déjeuner. Nous allons introduire le café Bulletproof. C'est un mélange d'huile de coco, de beurre et de crème épaisse dans votre café. Si cela vous repousse — et je sais que certains d'entre vous disent « QUOI ? » —, faites-moi confiance !

Cette concoction n'est pas aussi étrange que cela puisse paraître. Le beurre, après tout, est fabriqué à partir de crème. Ainsi, lorsque vous mélangez l'huile, le beurre et la crème, cela ajoute une richesse décadente à votre café que je suis sûr que vous aimerez vraiment !

Petit déjeuner

Pour le petit-déjeuner, nous allons le changer un peu. C'est ici que nous introduisons le café Bulletproof. Toutefois, ne vous méprenez pas, je sais que certains d'entre vous ne l'aimeront pas. Si vous n'êtes pas fan de café, essayez-le avec du thé. Si vous n'êtes pas fan du goût (ce qui est très rare), essayez de préparer vous-même un mélange des ingrédients et de le prendre ainsi.

N'hésitez pas à ajouter un édulcorant et des épices à ceci si vous n'êtes pas le plus grand amateur de goût. Cannelle, stévia, extrait de vanille. Quoi que vous souhaitiez pour le rendre délicieux. Vous pouvez même changer de goût chaque jour pour ne pas vous ennuyer !

Si vous buvez du café Bulletproof pour la première fois, je vous suggère de prendre 1 à 2 heures pour le boire. Généralement, lorsque les personnes sont très exposées à l'huile de coco et qu'ils n'y sont pas habitués, cela les oblige souvent à aller aux toilettes. Assurez-vous de construire une tolérance à l'huile de noix de coco avant de le boire dans un délai de 20 minutes.

Déjeuner

Nous restons toujours simples ici. Nous pouvons incorporer plus de viande de la nuit précédente dans chaque repas que nous préparons. Les légumes verts et les vinaigrettes sont essentiels. Veiller à équilibrer les graisses avec les quantités de protéines.

Dîner

Le dîner, encore une fois, sera assez simpliste. La viande, les légumes et les vinaigrettes sont le centre de notre vie. Peut-être même une noisette de beurre sur nos légumes puisque nous sommes de plus en plus friskier.

N.B. Pas de dessert pour cette semaine non plus, mais nous y reviendrons !

Liste d'achats de la deuxième semaine

Viandes

- Blanc de poulet
- Saucisse de chorizo

Sauces/Liquides

- Vinaigre de cidre de pomme
- Café
- Sauce piquante
- Moutarde jaune

Croquer

- Amandes
- Noix de pécan
- Couenne de porc

Fromage

- Crumbles au fromage bleu
- Fromage à la crème
- Fromage Mozzerella

Des légumes

- Haricots verts
- Citrons
- Champignons
- Oignon de printemps
- Pois mange-tout

Épices

- Levure
- Bicarbonate de soude
- Assaisonnement Mme Dash
- Assaisonnement Chipotle

Articles spécialisés

- Poudre d'amande
- Graine de lin moulue

<u>Jour 8</u>

Petit déjeuner

Café Bulletproof

Par portion : *273 calories, 30 g de matières grasses, 1 g de glucides nets et 0 g de protéines*

Déjeuner

Salade de poulet et épinards

[4 tasses d'épinards, 2 cuillères d'huile d'olive et ⅔ tasse du reste de poulet]

Par portion : *416 calories, 32 g de matières grasses, 1 g de glucides nets et 27 g de protéines*

Dîner

Restes de boulettes de viande au chorizo [consommez 6 boulettes de viande]

Haricots verts aux pacanes grillées [une portion] [utilisez les restes]

Par portion : *921 calories, 72,2 g de matières grasses, 7,9 g de glucides nets et 47,5 g de protéines*

Total journalier

1610 calories, 134,2 g de matières grasses, 9,9 g de glucides nets et 74,5 g de protéines

Jour 9

Petit déjeuner

Café Bulletproof

Par portion : *273 calories, 30 g de matières grasses, 1 g de glucides nets et 0 g de protéines*

Déjeuner

Gâteau au cheddar, ciboulette et bacon

Par portion : *573 calories, 55 g de matières grasses, 5 g de glucides nets et 24 g de protéines*

Dîner

Crevettes et chou-fleur au curry [double portion] [utilisez les restes] [ajoutez 1 cuillère de beurre supplémentaire]

Par portion : *661 calories, 39 g de matières grasses, 11,2 g de glucides nets et 54,8 g de protéines*

Total journalier

1607 calories, 135 g de matières grasses, 17,2 g de glucides nets et 78,8 g de protéines

<u>Jour 10</u>

Petit déjeuner

Café Bulletproof

Par portion *: 273 calories, 30 g de matières grasses, 1 g de glucides nets et 0 g de protéines*

Déjeuner

Tartelettes à tacos [mangez 2 tartelettes]

Par portion *: 481 calories, 38,8 g de matières grasses, 5,47 g de glucides nets et 26,2 g de protéines*

Dîner

Cuisse de poulet croustillant au curry [mangez deux cuisses de poulet au total] [vous devez préparer une cuisse de poulet supplémentaire pour le déjeuner de demain]

Salade d'épinards au poivre rouge

Par portion *: 763 calories, 57,8 g de matières grasses, 4,8 g de glucides nets et 50,3 g de protéines*

Total journalier

1577 calories, 133,5 g de matières grasses, 11,2 g de glucides nets et 76,4 g de protéines

<u>Jour 11</u>

Petit déjeuner

Café Bulletproof

Par portion : 273 calories, 30 g de matières grasses, 1 g de glucides nets et 0 g de protéines

---

Déjeuner

Cuisse de poulet restante et salade d'épinards

[4 tasses d'épinards, 2 cuillères d'huile d'olive et 1 portion du reste de cuisse de poulet]

Par portion : 553 calories, 47,9 g de matières grasses, 1,6 g de glucides nets et 24,1 g de protéines

---

Dîner

Lanières de poulet Buffalo [consommez ⅓ de la recette totale] [réfrigérez 2 lanières]

Pois mange-tout infusés au bacon [mangez 1 portion]

Par portion : 750 calories, 58,7 g de matières grasses, 9,1 g de glucides nets et 42,3 g de protéines

---

Total journalier

1577 calories, 136,5 g de matières grasses, 11,8 g de glucides nets et 66,5 g de protéines

Jour 12

Petit déjeuner

Café Bulletproof

Par portion : *273 calories, 30 g de matières grasses, 1 g de glucides nets et 0 g de protéines*

Déjeuner

Lamelles de poulet

Par portion : *625 calories, 51 g de matières grasses, 4,3 g de glucides nets et 34,8 g de protéines*

Dîner

Burger omnivore à la crème d'épinards [consommez ½ de la recette totale] [réfrigérez le reste]

Petit pain en lin aux amandes [utilisez les restes] [ajoutez 1 cuillère de beurre d'amande]

Par portion : *773 calories, 59,9 g de matières grasses, 5,3 g de glucides nets et 49,1 g de protéines*

Total journalier

1671 calories, 140,8 g de matières grasses, 10,6 g de glucides nets et 83,9 g de protéines

Jour 13

Petit déjeuner

Café Bulletproof

Par portion : *273 calories, 30 g de matières grasses, 1 g de glucides nets et 0 g de protéines*

Déjeuner

Burger omnivore et Salade d'épinards

[4 tasses d'épinards, 2 cuillères d'huile d'olive et ½ portion du reste du Burger omnivore]

Par portion : *510 calories, 42 g de matières grasses, 2,4 g de glucides nets et 25,9 g de protéines*

Dîner

Boulettes de viande au bacon et à la mozzarella [5 boulettes de viande] [congelez les restes] Haricots verts aux pacanes grillées [mangez 1 portion] [utilisez les restes]

Par portion : *821 calories, 63,8 g de matières grasses, 6,7 g de glucides nets et 54 g de protéines*

Total journalier

1605 calories, 135,8 g de matières grasses, 10,2 g de glucides nets et 79,9 g de protéines

<u>Jour 14</u>

Petit déjeuner

Café Bulletproof

Par portion : *273 calories, 30 g de matières grasses, 1 g de glucides nets et 0 g de protéines*

Déjeuner

Restes de salade de boulettes de viande et d'épinards à la mozzarella

[4 tasses d'épinards, 2 cuillères de beurre (sans huile d'olive) et 4 restes de viande]

Par portion : *641 calories, 51,2 g de matières grasses, 3 g de glucides nets et 35,2 g de protéines*

Dîner

Sauté de saucisse de poulet [consommez 1 portion] [utiliser les restes]

[ajoutez ¼ tasse de fromage cheddar râpé et 1 cuillère de beurre]

Par portion : *641 calories, 49,3 g de matières grasses, 8,3 g de glucides nets et 42,7 g de protéines*

Total journalier

1555 calories, 130,5 g de matières grasses, 12,4 g de glucides nets et 77,9 g de protéines

Troisième semaine

Cette semaine, nous allons faire le plein de matières grasses le matin et rapidement jusqu'à l'heure du dîner. Cela présente non seulement une myriade d'avantages pour la santé, mais il est également plus facile pour notre horaire de manger (et notre horaire de cuisson). Je suggère de manger (plutôt de boire) votre petit-déjeuner à 7 h puis de dîner à 19 h. Garder 12 heures entre vos 2 repas. Cela aidera à mettre votre corps dans un état de jeûne.

Dans un état de jeûne, notre corps peut décomposer la graisse supplémentaire stockée pour l'énergie dont elle a besoin. En cas de cétose, notre corps imite déjà un état de jeûne, car nous n'avons que peu ou pas de glucose dans le sang. Nous utilisons donc les graisses de notre corps comme énergie.

Le jeûne intermittent utilise le même raisonnement : au lieu d'utiliser les graisses que nous mangeons pour gagner de l'énergie, nous utilisons nos graisses stockées. Cela dit, vous pourriez penser que c'est génial — vous pouvez simplement jeûner et perdre plus de poids. Vous devez tenir compte du fait que plus tard, vous aurez besoin de manger beaucoup de gras pour rester en dehors du mode de famine.

C'est là que les choses commencent à devenir plus amusantes — moins de soucis à se faire, plus de délices à cuisiner !

Petit déjeuner

Le petit-déjeuner est complet, comme nous l'avons fait la semaine dernière. Cette fois, nous doublerons la quantité de café (ou de thé) que nous buvons, ce qui signifie que nous doublerons la quantité d'huile de coco, de beurre et de crème épaisse. Il devrait contenir beaucoup de calories et nous tenir assurément pleins jusqu'au dîner. Pensez à continuer à boire de l'eau comme un démon pour vous assurer de rester hydraté.

Déjeuner

Pas de déjeuner, oh non ! Ne vous effrayez pas, les graisses de la matinée devraient vous permettre de rester énergique et rassasié tout au long du déjeuner. Généralement, les personnes commencent à frapper un mur vers 14 heures. Assurez-vous donc que vous avez suffisamment d'eau pour boire, boire et boire.

Dîner

Eh bien, le dîner reste le même. Les viandes, les légumes et les graisses seront presque toujours la norme du dîner.

Et devinez quoi, nous allons manger un dessert cette semaine ! Nous créerons des friandises à faible teneur en glucides et au goût délicieux qui vous récompensera beaucoup pour le jeûne. Les sucreries, les friandises et la perte de poids — nous sommes chanceux, n'est-ce pas ?

Liste d'achats de la troisième semaine

Viandes

- Cuisse de poulet désossée et sans peau
- Filet de porc

Sauces

- Fumée liquide
- Sauce pesto
- Vinaigre de vin rouge
- Sauce de poisson sans gluten
- Moutarde brune épicée

Fromage

- Fromage Halloumi

Légumes

- Citrons

Épices

- Romarin séché
- Sauge séchée
- Gousse de terre
- Noix de muscade
- Extrait de vanille

Articles spécialisés

- Érythritol
- Stévia liquide

Jour 15

Petit déjeuner

Café Bulletproof [double portion]

Par portion : 546 calories, 60 g de matières grasses, 1,5 g de glucides nets et 0 g de protéines

Déjeuner

Pendant le déjeuner, assurez-vous de boire beaucoup d'eau !

Dîner

Roulade de pesto au poulet

Fresque Queso frit [100 g de Queso frit] [ajoutez 4 tasses d'épinards]

Par portion : 886 calories, 55,8 g de matières grasses, 3,5 g de glucides nets et 75,5 g de protéines

Dessert

Biscuits à la vanille [consommez 1 biscuit]

Par portion : 167 calories, 17,1 g de matières grasses, 1,4 g de glucides nets et 3,9 g de protéines

Total journalier

1599 calories, 132,9 g de matières grasses, 6,4 g de glucides nets et 79,4 g de protéines

<h1 style="text-align:center"><u>Jour 16</u></h1>

Petit déjeuner

Café Bulletproof [double portion]

Par portion : 546 calories, 60 g de matières grasses, 1,5 g de glucides nets et 0 g de protéines

---

Déjeuner

Pendant le déjeuner, assurez-vous de boire beaucoup d'eau !

Dîner

Chili des cavernes [mangez 1⅓ portion] [utilisez les restes]

Par portion : 531 calories, 23,7 g de matières grasses, 7 g de glucides nets et 69 g de protéines

---

Dessert

Biscuits à la vanille et à la latte [mangez 3 biscuits]

Par portion : 501 calories, 51,3 g de matières grasses, 4,3 g de glucides nets et 11,7 g de protéines

---

Total journalier

1578 calories, 135 g de matières grasses, 12,8 g de glucides nets et 80,7 g de protéines

Jour 17

Petit déjeuner

Café Bulletproof [double portion]

Par portion : 546 calories, 60 g de matières grasses, 1,5 g de glucides nets et 0 g de protéines

---

Déjeuner

Pendant le déjeuner, assurez-vous de boire beaucoup d'eau !

Dîner

Poulet effiloché au barbecue [consommez ¼ de recette]

Salade d'épinards au poivre rouge

Par portion : 756 calories, 50 g de matières grasses, 6,3 g de glucides nets et 62,5 g de protéines

---

Dessert

Biscuits à la vanille et à la latte [mangez 2 biscuits]

Par portion : 334 calories, 34,2 g de matières grasses, 2,8 g de glucides nets et 7,8 g de protéines

---

Total journalier

1636 calories, 144,2 g de matières grasses, 10,6 g de glucides nets et 70,3 g de protéines

<u>Jour 18</u>

Petit déjeuner

Café Bulletproof [double portion]

Par portion : *546 calories, 60 g de matières grasses, 1,5 g de glucides nets et 0 g de protéines*

Déjeuner

Pendant le déjeuner, assurez-vous de boire beaucoup d'eau !

Dîner

Burger au bacon [3 pâtés au total] [utiliser 290 g de bœuf]

Par portion : *866 calories, 69 g de matières grasses, 2,3 g de glucides nets et 58 g de protéines*

Dessert

Cake aux épices [mangez 1 cake]

Par portion : *283 calories, 27 g de matières grasses, 3,3 g de glucides nets et 7,3 g de protéines*

Total journalier

1694 calories, matières grasses de 156 g, glucides nets de 7,1 g et protéines de 65,3 g

Jour 19

Petit déjeuner

Café Bulletproof [double portion]

Par portion : 546 calories, 60 g de matières grasses, 1,5 g de glucides nets et 0 g de protéines

---

Déjeuner

Pendant le déjeuner, assurez-vous de boire beaucoup d'eau !

Dîner

Explosion de bacon au cheddar [consommez ⅓ de la recette] [réfrigérez les restes en 2 portions]

Par portion : 720 calories, 63,7 g de matières grasses, 4,9 g de glucides nets et 54,7 g de protéines

---

Dessert

Cake aux épices [consommez 1 cake]

Par portion : 283 calories, 27 g de matières grasses, 3,3 g de glucides nets et 7,3 g de protéines

---

Total journalier

1549 calories, 150,7 g de matières grasses, 9,7 g de glucides nets et 62 g de protéines

<u>Jour 20</u>

Petit déjeuner

Café Bulletproof [double portion]

Par portion : *546 calories, 60 g de matières grasses, 1,5 g de glucides nets et 0 g de protéines*

Déjeuner

Pendant le déjeuner, assurez-vous de boire beaucoup d'eau !

Dîner

Filet de porc au bacon [consommez 80 % de la recette]

Fresque Queso frit [150 g de Queso frit]

Par portion : *841 calories, 57,3 g de matières grasses, 0,2 g de glucides nets et 75,2 g de protéines*

Dessert

Cake aux épices [consommez 1 cake]

Par portion : *283 calories, 27 g de matières grasses, 3,3 g de glucides nets et 7,3 g de protéines*

Total journalier

1670 calories, 144,3 g de matières grasses, 5 g de glucides nets et 82,5 g de protéines

<u>Jour 21</u>

Petit déjeuner

Café Bulletproof [double portion]

Par portion : 546 calories, 60 g de matières grasses, 1,5 g de glucides nets et 0 g de protéines

---

Déjeuner

Pendant le déjeuner, assurez-vous de boire beaucoup d'eau !

Dîner

Explosion de bacon [consommez 1 portion] [utilisez les restes] [ajoutez 4 tasses d'épinard]

Par portion : 748 calories, 63,7 g de matières grasses, 5,9 g de glucides nets et 57,7 g de protéines

---

Dessert

Cake aux épices [consommez 1 cake]

Par portion : 283 calories, 27 g de matières grasses, 3,3 g de glucides nets et 7,3 g de protéines

---

Total journalier

1577 calories, 150,7 g de matières grasses, 10,7 g de glucides nets et 65 g de protéines

Quatrième semaine

Cette semaine, nous devenons plus stricts avec notre jeûne. Nous avons eu une semaine complète de jeûne intermittent et nous allons maintenant sauter le petit-déjeuner et le déjeuner. L'eau est notre meilleur ami ici ! N'oubliez pas que vous pouvez boire du café, du thé, de l'eau aromatisée, etc., pour faire rentrer des liquides. Continuez à boire pour vous assurer à ne pas penser à votre estomac. Il POURRAIT commencer à grogner, ignorez-le simplement — votre corps s'adaptera avec le temps.

Maintenant, si vous êtes le genre de personne qui ne peut pas accélérer, vous pouvez revenir et suivre la deuxième semaine à nouveau. Ce n'est pas grave. Bien que le corps prenne un certain temps à s'habituer au jeûne, je vous suggère donc d'y consacrer tous vos efforts. Non seulement les avantages pour la santé sont fantastiques, mais la maîtrise de soi que vous gagnez est vraiment une bonne chose.

C'est de loin ma semaine préférée, car elle ressemble le plus à la façon dont je mange quotidiennement. Je règle normalement une fenêtre de 6 heures pour manger. Du réveil à 17 heures, je jeûne. Après cela, je suis ouvert à manger jusqu'à 23 heures. C'est là que commence le vrai plaisir. Manger des quantités copieuses de nourriture et être rassasié tout au long du lendemain.

Vous commencez à expérimenter davantage avec le dessert et le dîner. Vous grignotez à votre guise à l'intérieur de votre fenêtre et, mieux encore, vous mangez ce poulet chargé de protéines qui vous a tant manqué !

Petit déjeuner

Nous jeûnons ! Café noir si vous êtes un accro de la caféine comme moi. Du thé, si vous n'aimez pas trop le café. Le thé peut ajouter de grands avantages pour la santé, comme le café aussi.

Déjeuner

De l'eau, de l'eau et encore de l'eau. Vous ne déjeunez pas et vous ne prenez pas le petit déjeuner. Donc, assurez-vous de rester très hydraté. Il est impératif que votre hydratation soit efficace. Rappelez-vous — je vous recommande 4 litres par jour.

Dîner

Beaucoup et beaucoup de nourriture avec dessert pour couvrir les bases ! Le dîner est un moment fantastique pour moi. Je suggère de rompre votre jeûne avec une petite collation, puis après 30 à 45 minutes, mangez à votre guise. Normalement, il me faut 2 repas pour arriver à mes macros et je pense que vous devrez faire de même.

Liste d'achats de la quatrième semaine

Viandes

- Poulet haché

Graisses

- Huile de sésame

Sauces

- 1 boîte de Coors Light
- Pâte Chili à l'ail
- Ketchup à teneur réduite en sucre

Croquer

- Cacahuètes (ou beurre de cacahuète)
- Graines de citrouille

Fromages

- Crumbles au fromage bleu
- Fromage à la crème
- Fromage Mozzerella

Épices

- Câpres
- Cinq épices
- Colorant alimentaire rouge

<u>Jour 22</u>

Petit déjeuner

Nous jeûnons au petit-déjeuner. Vous pouvez boire du café noir ou du thé sans ingrédients ajoutés. Vous pouvez également boire de l'eau — je vous recommande fortement de boire beaucoup d'eau au petit-déjeuner.

Déjeuner

Nous jeûnons au déjeuner. Vous pouvez boire du café noir ou du thé sans ingrédients ajoutés. Essayez cependant de ne pas dépasser 3 tasses de café ou de thé par jour. Vous pouvez également boire de l'eau — je vous recommande fortement de boire beaucoup d'eau pendant le déjeuner.

Dîner

Poulet Szechuan [consommez ⅓ de la recette totale] [congelez le reste en 2 portions]

Haricots verts aux pacanes grillées [consommez 1 portion] [utilisez les restes]

Par portion : 697 calories, 55,2 g de matières grasses, 8,5 g de glucides nets et 66,7 g de protéines

Dessert

Cake Sandwich aux amandes et au citron [consommez 4 cakes] [ajoutez 1 cuillère de beurre]

Par portion : 819 calories, 81 g de matières grasses, 7,3 g de glucides nets et 11,2 g de protéines

Total journalier

1517 calories, 136,2 g de matières grasses, 15,9 g de glucides nets et 77,9 g de protéines

Jour 23

Petit déjeuner

Nous jeûnons au petit-déjeuner. Vous pouvez boire du café noir ou du thé sans ingrédients ajoutés. Vous pouvez également boire de l'eau — je vous recommande fortement de boire beaucoup d'eau au petit-déjeuner.

Déjeuner

Nous jeûnons pour le déjeuner. Vous pouvez boire du café noir ou du thé sans ingrédients ajoutés. Essayez cependant de ne pas dépasser 3 tasses de café ou de thé par jour. Vous pouvez également boire de l'eau — je recommande fortement de boire beaucoup d'eau pendant le déjeuner.

Dîner

Restes de boulettes de viande [consommez 5 boulettes de viande] [utilisez les restes]

Épinards au fromage [consommez ½ de la recette] [congelez les restes]

Par portion : 1061 calories, 93,1 g de matières grasses, 8,5 g de glucides nets et 60,6 g de protéines

---

Dessert

Cake au Chai [ajoutez 2 cuillères de la crème épaisse]

Par portion : 539 calories, 52 g de matières grasses, 5,2 g de glucides nets et 12 g de protéines

---

Total journalier

1600 calories, 145,1 g de matières grasses, 13,7 g de glucides nets et 72,6 g de protéines

<u>Jour 24</u>

Petit déjeuner

Nous jeûnons au petit-déjeuner. Vous pouvez boire du café noir ou du thé sans ingrédients ajoutés. Vous pouvez également boire de l'eau — je vous recommande fortement de boire beaucoup d'eau au petit-déjeuner.

Déjeuner

Nous jeûnons pour le déjeuner. Vous pouvez boire du café noir ou du thé sans ingrédients ajoutés. Essayez cependant de ne pas dépasser 3 tasses de café ou de thé par jour. Vous pouvez également boire de l'eau — je recommande fortement de boire beaucoup d'eau pendant le déjeuner.

Dîner

Cuisse de poulet croustillant au curry

Mélange de légumes [consommez ⅓ de la recette] [congelez le reste]

Par portion : *1069 calories, 83,7 g de matières grasses, 9,3 g de glucides nets et 63 g de protéines*

Dessert

Cake Sandwich aux amandes et au citron [consommez 3 cakes]

Par portion : *539 calories, 52,5 g de matières grasses, 5,5 g de glucides nets et 8,4 g de protéines*

Total journalier

1609 calories, 136,2 g de matières grasses, 14,8 g de glucides nets et 71,4 g de protéines

Jour 25

Petit déjeuner

Nous jeûnons au petit-déjeuner. Vous pouvez boire du café noir ou du thé sans ingrédients ajoutés. Vous pouvez également boire de l'eau — je vous recommande fortement de boire beaucoup d'eau au petit-déjeuner.

Déjeuner

Nous jeûnons pour le déjeuner. Vous pouvez boire du café noir ou du thé sans ingrédients ajoutés. Essayez cependant de ne pas dépasser 3 tasses de café ou de thé par jour. Vous pouvez également boire de l'eau — je recommande fortement de boire beaucoup d'eau pendant le déjeuner.

Dîner

Poulet aux arachides à la thaïlandaise [mangez ½ de la recette] [congelez les restes]

Salade d'épinards simple [2 tasses d'épinards, 2 cuillères d'huile d'olive]

Par portion : *1003 calories, 81,5 g de matières grasses, 9,3 g de glucides nets et 72 g de protéines*

Dessert

Cake Sandwich aux amandes et au citron [consommez 3 cakes]

Par portion : *539 calories, 52,5 g de matières grasses, 5,5 g de glucides nets et 8,4 g de protéines*

Total journalier

1543 calories, 134 g de matières grasses, 14,7 g de glucides nets et 80,4 g de protéines

<h1 style="text-align:center"><u>Jour 26</u></h1>

Petit déjeuner

Nous jeûnons au petit-déjeuner. Vous pouvez boire du café noir ou du thé sans ingrédients ajoutés. Vous pouvez également boire de l'eau — je vous recommande fortement de boire beaucoup d'eau au petit-déjeuner.

Déjeuner

Nous jeûnons pour le déjeuner. Vous pouvez boire du café noir ou du thé sans ingrédients ajoutés. Essayez cependant de ne pas dépasser 3 tasses de café ou de thé par jour. Vous pouvez également boire de l'eau — je recommande fortement de boire beaucoup d'eau pendant le déjeuner.

Dîner

Ragoût de bœuf au café [consommez ¼ de la recette] [congelez le reste en 3 portions]

Salade d'épinards [2 tasses d'épinards, 2 cuillères d'huile d'olive]

Par portion : 1015 calories, 76,3 g de matières grasses, 4,5 g de glucides nets et 65,3 g de protéines

---

Dessert

Cake au Chai [ajouter 3 cuillères de la crème épaisse]

Par portion : 589 calories, 57 g de matières grasses, 5,8 g de glucides nets et 12 g de protéines

---

Total journalier

1605 calories, 133,3 g de matières grasses, 10,3 g de glucides nets et 77,3 g de protéines

<u>Jour 27</u>

Petit déjeuner

Nous jeûnons au petit-déjeuner. Vous pouvez boire du café noir ou du thé sans ingrédients ajoutés. Vous pouvez également boire de l'eau — je vous recommande fortement de boire beaucoup d'eau au petit-déjeuner.

Déjeuner

Nous jeûnons pour le déjeuner. Vous pouvez boire du café noir ou du thé sans ingrédients ajoutés. Essayez cependant de ne pas dépasser 3 tasses de café ou de thé par jour. Vous pouvez également boire de l'eau — je recommande fortement de boire beaucoup d'eau pendant le déjeuner.

Dîner

Bœuf aux cinq épices [consommez ½ de la recette] [congelez les restes]

Par portion : 1030 calories, 70 g de matières grasses, 12 g de glucides nets et 66,5 g de protéines

---

Dessert

Biscuits Snickerdoodle [consommez 4 biscuits]

Par portion : 528 calories, 49,6 g de matières grasses, 8 g de glucides nets et 13,7 g de protéines

---

Total journalier

1558 calories, 119,6 g de matières grasses, 20 g de glucides nets et 80,2 g de protéines

<h1 style="text-align:center"><u>Jour 28</u></h1>

Petit déjeuner

Nous jeûnons au petit-déjeuner. Vous pouvez boire du café noir ou du thé sans ingrédients ajoutés. Vous pouvez également boire de l'eau — je vous recommande fortement de boire beaucoup d'eau au petit-déjeuner.

Déjeuner

Nous jeûnons pour le déjeuner. Vous pouvez boire du café noir ou du thé sans ingrédients ajoutés. Essayez cependant de ne pas dépasser 3 tasses de café ou de thé par jour. Vous pouvez également boire de l'eau — je recommande fortement de boire beaucoup d'eau pendant le déjeuner.

Dîner

Poulet au citron et au romarin [consommez la recette en entier]

Salade d'épinards au poivre rouge [consommez ½ de la recette]

Par portion : 797 calories, 58,5 g de matières grasses, 7,7 g de glucides nets et 55 g de protéines

Dessert

Biscuits Snickerdoodle [consommez 6 biscuits]

Par portion : 792 calories, 74,4 g de matières grasses, 12 g de glucides nets et 20,6 g de protéines

Total journalier

1589 calories, 132,9 g de matières grasses, 19,7 g de glucides nets et 75,6 g de protéines

Cinquième semaine

À la fin des 4 semaines d'adaptation cétogène. Vous devriez avoir beaucoup de restes de repas qui sont congelés, prêts et en attente ! Je sais que beaucoup d'entre vous ont du mal à chronométrer et sont des personnes occupées ; il est donc important de veiller à ce que certaines nuits, vous fassiez des suppléments à congeler.

Tous ces restes que vous avez au congélateur ? Utilisez-les !

Créez votre propre plan de repas !

Troisième partie : Recettes cétogènes

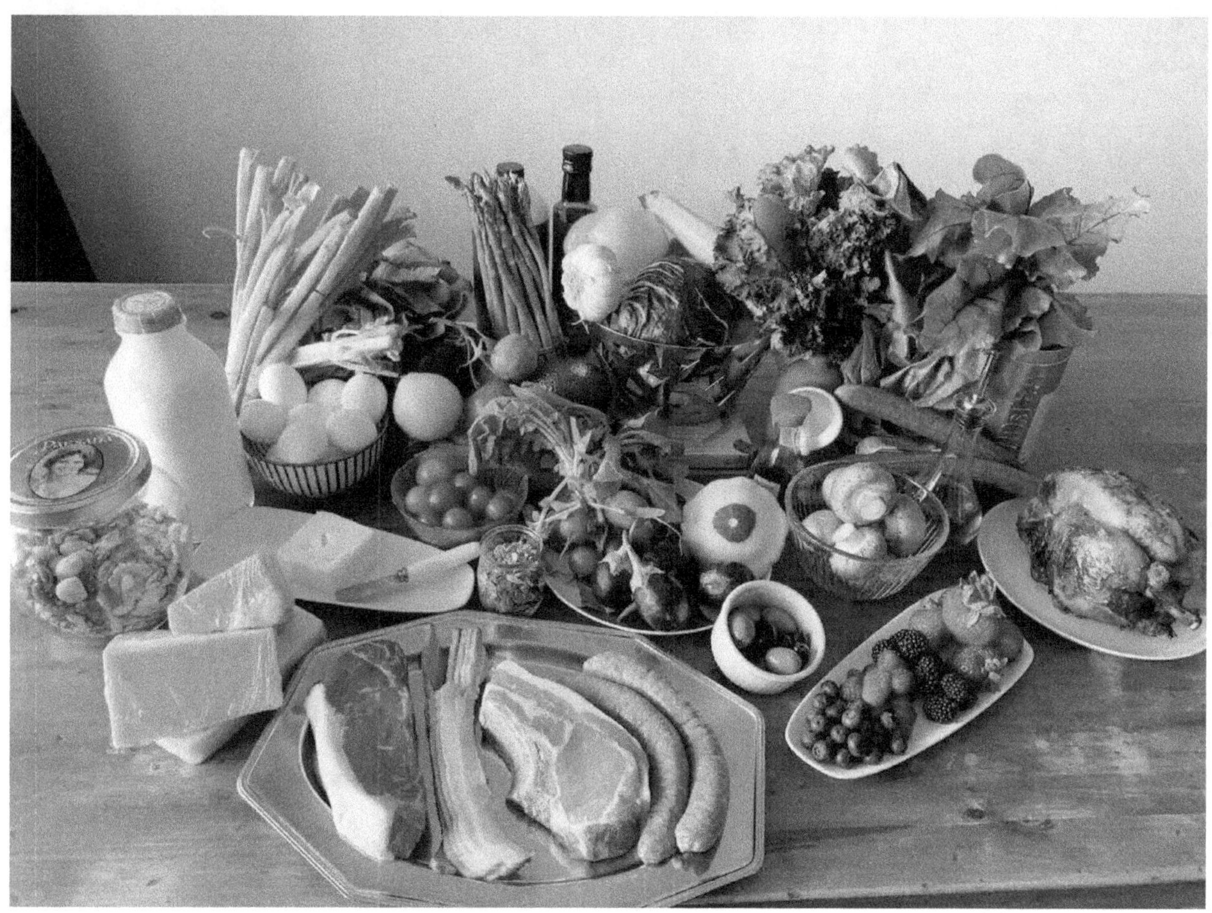

Cake Sandwich aux amandes et au citron

Rendement : **10 rations** *; 180 calories ; 17,5 g de matière grasse ; 2,8 g de protéines ; 1,8 g de glucides nets.*

Ingrédients

Cakes aux amandes et au citron

- ¼ tasse de farine d'amande

- ¼ tasse de farine de noix de coco

- ¼ tasse de beurre

- 3 gros œufs

- ¼ tasse d'érythritol

- 1 cuillère de jus de citron

- 1 cuillère de lait de coco

- 1 cuillère de cannelle

- ½ cuillère d'extrait d'amande

- ½ cuillère d'extrait de vanille

- ½ cuillère de bicarbonate de soude

- ½ cuillère de vinaigre de cidre

- ¼ cuillère de Stevia liquide

- ¼ cuillère de sel

Glaçage

- ¼ tasse d'érythritol en poudre

- 120 g de fromage à la crème

- 4 cuillères de beurre

- 2 cuillères de crème épaisse

- ~ 1 cuillère de colorant alimentaire rouge

Préparation

1. Préchauffez votre four à 160 °C.

2. Tamiser et mélanger la farine de noix de coco, la farine d'amande, le sel, la cannelle et le bicarbonate de soude.

3. Combinez les œufs, l'érythritol, l'extrait de vanille, l'extrait d'amande, le jus de citron, le beurre fondu, le lait de coco, le vinaigre, la stévia et le colorant alimentaire.

4. Mélangez les ingrédients humides avec les ingrédients secs, à l'aide d'un mélangeur à main, jusqu'à ce que le mélange devienne mousseux.

5. Distribuez la pâte dans un moule à muffins et faites cuire au four pendant environ 18 minutes.

6. Retirer du four et laisser refroidir sur une grille pendant 10 minutes.

7. Couper les gâteaux en deux et les faire revenir au beurre jusqu'à ce qu'ils soient croustillants.

8. Laisser refroidir à nouveau sur la grille de refroidissement.

9. Mélanger le beurre, le fromage à la crème, la crème épaisse et l'érythritol en poudre jusqu'à l'obtention d'une consistance mousseuse. Ajouter le colorant alimentaire jusqu'à ce que la couleur soit atteinte.

10. Répartissez le glaçage au milieu des gâteaux et faites un sandwich. Décorez de zeste de citron et de pistaches.

Burger au bacon

Rendement : **1 ration** *; 649 calories ; 51,8 g de matière grasse ; 43,5 g de protéines ; 1,8 g de glucides nets.*

Ingrédients

- 200 g de bœuf haché

- 2 tranches de bacon

- 2 cuillères de fromage cheddar

- 1½ cuillère de ciboulette hachée

- ½ cuillère d'ail haché

- ½ cuillère de poivre noir

- ½ cuillère de sauce soja

- ½ cuillère de sel

- ¼ cuillère de poudre d'oignon

Préparation

1. Dans une poêle en fonte, faites cuire tout le bacon haché jusqu'à ce qu'il soit croustillant. Une fois cuit, retirer et placer sur une serviette en papier. Égouttez la graisse séparément.

2. Dans un grand bol, mélanger le bœuf haché, les ⅔ de bacon haché et le reste des épices.

3. Mélangez bien la viande et les épices, puis formez 3 galettes.

4. Mettez 2 cuillères de lard dans la fonte et placez les galettes à l'intérieur une fois que la graisse est chaude.

5. Faites cuire environ 5 minutes de chaque côté, en fonction de la cuisson désirée.

6. Enlevez de la poêle, laissez reposer pendant 3 à 5 minutes et servez-le avec du fromage, du bacon supplémentaire et de l'oignon, si vous le souhaitez.

Boulettes de viande au bacon et à la mozzarella

Rendement : **24 boulettes** *; 128 calories ; 9,4 g de matière grasse ; 10,1 g de protéines ; 0,7 g de glucides nets.*

Ingrédients

- 700 g de bœuf haché
- 4 tranches de bacon
- 1 tasse de fromage mozzarella
- ½ tasse de sauce pesto
- ⅓ tasse de couenne de porc broyée
- 2 gros œufs
- 1 cuillère de poivre
- 2 cuillères d'ail haché
- ½ cuillère de poudre d'oignon
- ½ cuillère de sel

Préparation

1. Préchauffez le four à 180 °C.

2. Tranchez votre lard en petits morceaux.

3. Ajoutez votre bœuf haché, couenne de porc hachée, épices, fromage et œuf au bacon.

4. Mélangez bien le tout jusqu'à ce que vous puissiez former des boulettes de viande.

5. Roulez vos boulettes de viande en cercles et placez-les dans une plaque à pâtisserie.

6. Faites cuire au four pendant 40 à 45 minutes ou jusqu'à ce que le bacon soit cuit.

7. Répartissez ½ cuillère de sauce pesto par boulette et servez.

Pois mange-tout infusés au bacon

Rendement : **3 rations** *; 147 calories ; 13,3 g de matière grasse ; 1,3 g de protéines ; 4,3 g de glucides nets.*

Ingrédients

• 3 tasses de pois mange-tout (~ 200 g)

• ½ jus de citron

• 3 cuillères de graisse de bacon (lard)

• 2 cuillères d'ail

• ½ cuillère de flocons de piment rouge

Préparation

1. Ajouter 3 cuillères de graisse de bacon dans une casserole et porter à son point de fumée.

2. Ajoutez votre ail et réduisez le feu, laissez cuire l'ail pendant 1 à 2 minutes.

3. Ajouter les pois mange-tout et le jus de citron, laissez cuire pendant 1-2 minute.

4. Retirez et servez. Garnissez de flocons de piment rouge et de zeste de citron.

Poulet tiré

Rendement : **4 rations** *; 510 calories ; 30 g de matière grasse ; 51,5 g de protéines ; 2,3 g de glucides nets.*

Ingrédients

- 6 cuisses de poulet sans os et sans peau

- ⅓ tasse de beurre salé

- ¼ tasse d'érythritol

- ¼ tasse de vinaigre de vin rouge

- ¼ tasse de bouillon de poulet

- ¼ tasse de pâte de tomate biologique

- 2 cuillères de moutarde jaune

- 2 cuillères de moutarde brune épicée

- 1 cuillère de fumée liquide

- 1 cuillère de sauce de soja

- 2 cuillères de poudre de chili

- 1 cuillère de cumin

- 1 cuillère de poivre de Cayenne

- 1 cuillère de sauce de poisson rouge

Préparation

1. Mélangez tous les ingrédients sauf le beurre et les cuisses de poulet.

2. Placez les cuisses de poulet congelées (ou fraîches) dans la mijoteuse et versez la sauce dessus.

3. Si vous n'êtes pas chez vous, ajoutez du beurre, mettez au minimum et laissez reposer 7 à 10 heures.

4. Si vous êtes chez vous, laissez cuire à feu doux pendant 2 heures. Ajoutez votre beurre, mettez à feu vif et faites cuire encore 3 heures.

5. Une fois que votre poulet est cuit, déchiquetez-le avec 2 fourchettes. Mélangez toute la sauce et laissez cuire à feu vif pendant 45 minutes sans le dessus. Cela réduira la sauce.
6. Facultatif : Servez avec du gros sel de mer saupoudré sur le dessus, avec de la pâte de chili et une pincée de poudre de cari pour la couleur.

Lanières de poulet Buffalo

Rendement : **3 rations** ; *683 calories ; 54 g de matière grasse ; 41 g de protéines ; 4,8 g de glucides nets.*

Ingrédients

- 5 blancs de poulet pilé à 1 cm d'épaisseur

- ½ tasse de farine d'amande

- ½ tasse de sauce piquante

- ¼ tasse d'huile d'olive

- 3 cuillères de beurre

- 3 cuillères de fromage bleu émietté

- 2 gros œufs

- 1 cuillère de paprika

- 1 cuillère de poudre de chili

- 2 cuillères de sel

- 2 cuillères de poivre

- 1 cuillère de poudre d'ail

- 1 cuillère de poudre d'oignon

Préparation

1. Préchauffez le four à 200 °C.

2. Dans un ramequin, mélanger le paprika, la poudre de chili, le sel, le poivre, la poudre d'ail et la poudre d'oignon.

3. Réduisez les blancs de poulet à 1 cm d'épaisseur, puis coupez-les en deux.

4. Saupoudrez ⅓ du mélange d'épices sur les blancs de poulet, puis retournez-les et faites de même avec ⅓ du mélange d'épices.

5. Dans un bol, mélangez la farine d'amandes et le tiers du mélange d'épices.

6. Dans un autre récipient, cassez 2 œufs et fouettez-les.

7. Trempez chaque morceau de poulet assaisonné dans le mélange d'épices, puis dans la farine d'amandes. Assurez-vous que chaque côté est bien enduit.

8. Posez chaque morceau sur une grille de refroidissement sur une plaque à pâtisserie recouverte de papier d'aluminium.

9. Faites cuire le poulet pendant 15 minutes.

10. Sortez le poulet du four et mettez votre four à griller. Arroser de 2 cuillères d'huile d'olive sur le poulet.

11. Grillez pendant 5 minutes, retournez les blancs, versez le reste d'huile d'olive et faites-les griller à nouveau pendant 5 minutes.

12. Dans une casserole, combinez ½ tasse de sauce piquante avec 3 cuillères de beurre.

13. Servez le poulet avec une couche de sauce piquante et du fromage bleu émietté.

Café Bulletproof

Rendement : **1 ration** *; 273 calories ; 30 g de matière grasse ; 0 g de protéines ; 1 g de glucides nets.*

Ingrédients

- 1 tasse de café
- 1 cuillère de beurre non salé
- 1 cuillère d'huile de noix de coco
- 1 cuillère de crème épaisse

Préparation

1. Préparez une tasse de café dans un grand récipient.

2. Coupez 1 cuillère de beurre. Déposez votre beurre dans le café et regardez-le couler.

3. Mesurez 1 cuillère d'huile de noix de coco et plongez-la également dans votre café.

4. Ajoutez 1 cuillère de crème épaisse. Cela ajoute une grande onctuosité au café.

5. Mélangez le tout très bien avec un mixeur plongeant.

Cake au Chai

Rendement : **1 ration** *; 439 calories ; 42 g de matière grasse ; 12 g de protéines ; 4 g de glucides nets.*

Ingrédients

Base

- 1 œuf

- 2 cuillères de beurre

- 2 cuillères de farine d'amandes

- 1 cuillère d'érythritol

- 7 gouttes de Stevia liquide

- ½ cuillère de poudre à pâte

Saveur

- 2 cuillères de farine d'amandes

- ¼ cuillère de cannelle

- ¼ cuillère de gingembre

- ¼ cuillère de clou de girofle

- ¼ cuillère de cardamome

- ¼ cuillère d'extrait de vanille

Préparation

1. Mélangez tous les ingrédients à la température ambiante dans une tasse.

2. Mettez la tasse au micro-ondes à puissance maximale pendant 70 secondes.

3. Retournez la tasse et frappez-la légèrement contre une assiette.

4. Facultatif : recouvrez de crème fouettée et saupoudrez de cannelle.

Explosion de cheddar au bacon

Rendement : **3 rations** *; 720 calories ; 63,7 g de matière grasse ; 54,7 g de protéines ; 4,9 g de glucides nets.*

Ingrédients

- 30 tranches de bacon

- 2 ½ tasses de fromage cheddar

- 4-5 tasses d'épinards crus

- 1 cuillère d'assaisonnement Chipotle

- 2 cuillères d'assaisonnement Mme Dash

Préparation

1. Préchauffez votre four à 190 °C.

2. Tissez le bacon : 15 pièces verticales, 12 pièces horizontales et les 3 pièces supplémentaires coupées en deux pour remplir le reste horizontalement.

3. Assaisonnez votre bacon avec votre mélange d'assaisonnement préféré.

4. Ajoutez votre fromage au bacon, en laissant environ 4 cm d'espaces entre les bords.

5. Ajoutez vos épinards et appuyez dessus pour en comprimer un peu. Cela vous aidera quand vous l'enroulez.

6. Faites rouler votre toile lentement, en vous assurant qu'elle reste bien serrée et qu'elle ne tombe pas trop. Il se peut que du fromage tombe, mais ne vous inquiétez pas. Ajoutez votre assaisonnement à l'extérieur ici, si vous le souhaitez.

7. Étalez une plaque à pâtisserie et ajoutez-y beaucoup de sel. Cela aidera à attraper l'excès de graisse du bacon et à ne pas laisser votre four fumer.

8. Placez votre bacon sur une grille et placez-la sur votre plaque de cuisson.

9. Faites cuire au four pendant 60 à 70 minutes sans ouvrir la porte du four. Votre bacon devrait être très croquant sur le dessus lorsque vous avez terminé.

10. Laissez refroidir pendant 10-15 minutes avant de le retirer de la grille de refroidissement. Tranchez en morceaux et servez !

Boulettes de bœuf au chorizo

*Rendement : **24 boulettes** ; 115 calories ; 7,8 g de matière grasse ; 9,9 g de protéines ; 0,8 g de glucides nets.*

Ingrédients

- 700 g de bœuf haché
- 700 g saucisses au chorizo
- 1 tasse de fromage cheddar
- 1 tasse de sauce tomate
- ⅓ tasse de couenne de porc broyée
- 2 gros œufs
- 1 cuillère de cumin
- 1 cuillère de poudre de chili
- 1 cuillère de sel

Préparation

1. Préchauffez le four à 180 °C.

2. Coupez les saucisses en petits morceaux pour qu'elles se mélangent bien au bœuf haché.

3. Ajoutez votre bœuf haché, vos couennes de porc hachées, vos épices, votre fromage et vos œufs à la saucisse.

4. Mélangez bien le tout jusqu'à ce que vous puissiez former des boulettes de viande.

5. Roulez vos boulettes de viande en cercles et placez-les dans une plaque à pâtisserie.

6. Faites cuire au four pendant 30 à 35 minutes ou jusqu'à ce que les boulettes de viande soient bien cuites.

7. Versez la sauce tomate sur les boulettes et servez.

Œufs brouillés au fromage

Rendement : **1 portion** *; 453 calories ; 43 g de matière grasse ; 19 g de protéines ; 1,2 g de glucides nets.*

Ingrédients

- 2 gros œufs

- 2 cuillères de beurre

- 30 g de fromage Cheddar

Préparation

1. Faites chauffer une poêle sur le feu en ajoutant le beurre.

2. Une fois le beurre fondu, ajoutez 2 œufs brouillés.

3. Laissez les œufs cuire lentement en ne les touchant qu'une ou deux fois tout au long du processus.

4. Ajoutez le fromage et mélangez le tout.

Épinards au fromage

*Rendement : **2 portions** ; 446 calories ; 47 g de matière grasse ; 24 g de protéines ; 4,8 g de glucides nets.*

Ingrédients

- 7 tasses d'épinards

- 1½ tasse de fromage cheddar

- 3 cuillères de beurre

- ½ cuillère d'assaisonnement Mme Dash

- ½ cuillère de sel

- ½ cuillère de poivre

Préparation

1. Faites chauffer une poêle sur le feu en ajoutant le beurre.

2. Une fois le beurre fondu, ajoutez les épinards et les épices. Laisser les épinards se faner.

3. Une fois que les épinards sont presque complètement fanés, ajoutez du fromage râpé au-dessus et laissez le tout fondre.

4. Une fois fondu, servez.

Roulade de poulet

Rendement : **1 portion** *; 478 calories ; 31 g de matière grasse ; 53,3 g de protéines ; 2,5 g de glucides nets.*

Ingrédients

- 1 blanc de poulet

- ½ cuillère de pesto

- 2 cuillères d'huile d'olive

- Zeste de ¼ citron

- ¼ cuillère d'ail

- 38 g de fromage Halloumi

Préparation

1. Séchez le blanc de poulet de toute humidité supplémentaire.

2. Mélangez le pesto et une cuillère d'huile d'olive. Répartissez le mélange sur tout le poulet.

3. Ajoutez du sel, du poivre et du zeste de citron à chaque morceau de poulet.

4. Ajoutez le fromage Halloumi en tranches au blanc de poulet.

5. Enroulez les morceaux de poulet et attachez-les avec des ficelles ou des cure-dents.

6. Préchauffez le four à 230 °C.

7. Faites chauffer une cuillère d'huile d'olive dans une fonte à feu vif.

8. Faites saisir chaque côté du poulet en s'assurant qu'il soit bien doré.

9. Faites cuire au four pendant 7 minutes ou jusqu'à ce que le jus soit clair.

Bande de poulet Buffalo

Rendement : **4 portions** *; 625 calories ; 51 g de matière grasse ; 34,8 g de protéines ; 4,3 g de glucides nets.*

Ingrédients

Brioches à la farine d'amandes

- ⅓ tasse de farine d'amande

- ¼ tasse de graines de lin

- 3 cuillères de parmesan

- 2 gros œufs

- 4 cuillères de beurre

- 1 cuillère de bicarbonate de soude

- 1 cuillère d'assaisonnement Chipotle

- 1 cuillère de paprika

- ½ cuillère de vinaigre de cidre

Farce au poulet

- 2 restes de lanières de poulet Buffalo

Préparation

1. Préchauffez le four à 180 °C.

2. Mélangez tous les ingrédients secs dans un grand bol.

3. Faites fondre le beurre au micro-ondes, puis ajoutez les œufs, le vinaigre, la stévia et le beurre au mélange.

4. Mélangez bien le tout et répartissez le mélange entre les 8 fentes supérieures du muffin dans une casserole.

5. Faites cuire au four pendant 15-17 minutes. Une fois cuit, laissez refroidir pendant 5 minutes, puis coupez les petits pains en deux.

6. Assemblez le curseur avec le petit pain et les lanières de poulet Buffalo.

Biscuit de bacon, cheddar et ciboulette

Rendement : **1 portion** *; 573 calories ; 55 g de matière grasse ; 24 g de protéines ; 5 g de glucides nets.*

Ingrédients

Base

- 1 œuf

- 2 cuillères de beurre

- 2 cuillères de farine d'amande

- ½ cuillère de poudre à pâte

Saveur

- 2 tranches de bacon

- 1 cuillère de farine d'amande

- 1 cuillère de cheddar râpé emballé

- 1 cuillère de cheddar blanc râpé emballé

- 1 cuillère de ciboulette hachée

- Pincée de sel

- ¼ cuillère d'assaisonnement Mme Dash

Préparation

1. Mélangez tous les ingrédients à la température ambiante dans une tasse.

2. Mettez la tasse au micro-ondes à puissance maximale pendant 70 secondes.

3. Retournez la tasse et frappez-la légèrement contre une assiette.

4. Facultatif : laissez refroidir pendant 3-4 minutes.

Ragoût de bœuf à la cannelle et à l'orange

Rendement : **1 portion** *; 649 calories ; 44,5 g de matière grasse ; 53,5 g de protéines ; 1,9 g de glucides nets.*

Ingrédients

- 100 g de bœuf
- ½ tasse de bouillon de bœuf
- 1 cuillère d'huile de noix de coco
- ¼ oignon moyen
- Zeste de ¼ Orange
- Jus de ¼ Orange
- ½ cuillère de thym frais
- ½ cuillère d'ail haché
- ½ cuillère de cannelle moulue
- ½ cuillère de sauce de soja
- ½ cuillère de sauce au poisson
- ¼ cuillère de romarin
- ¼ cuillère de sauge
- 1 feuille de laurier

Préparation

1. Coupez les légumes en dés, coupez la viande en cubes d'environ 2 cm.

2. Faites chauffer l'huile de noix de coco dans une poêle en fonte en attendant qu'elle atteigne le point de fumée.

3. Ajoutez votre viande assaisonnée (sel et poivre) à la poêle en plusieurs fois. Ne remplissez pas trop la poêle. Faites dorer le bœuf et retirez-le de la fonte, puis ajoutez plus de bœuf au brun.

4. Une fois que votre bœuf a fini de brunir, retirez le dernier lot et ajoutez vos légumes. Laissez cuire pendant 1-2 minute.

5. Ajoutez votre jus d'orange pour déglacer la poêle, puis ajoutez tous les autres ingrédients, à l'exception du romarin, de la sauge et du thym.

6. Laissez cuire un moment, puis transférez tous les ingrédients dans votre mijoteuse.

7. Laissez cuire pendant 3 heures à haute température.

8. Ouvrez votre mijoteuse et ajoutez le reste de vos épices. Laissez cuire pendant 1-2 heure à haute température.

Ragoût de bœuf au café

Rendement : **4 portions** ; *755 calories ; 48,3 g de matière grasse ; 63,8 g de protéines ; 4 g de glucides nets.*

Ingrédients

- 1 kg de viande de ragoût

- 3 tasses de café

- 1 tasse de bouillon de bœuf

- 1½ tasse de champignons

- ⅔ tasse de vin rouge

- 1 oignon moyen

- 3 cuillères d'huile de noix de coco

- 2 cuillères de câpres

- 2 cuillères d'ail

Préparation

1. Coupez toute la viande de ragoût en petits cubes, puis émincer les oignons et les champignons.

2. Amenez 3 cuillères d'huile de noix de coco à son point de fumée dans une casserole sur le feu.

3. Assaisonnez le bœuf avec du sel et du poivre, puis faites-le dorer en petites quantités, en veillant à ce que la poêle ne soit pas surpeuplée.

4. Une fois que toute la viande est dorée, cuire les oignons, les champignons et l'ail dans le reste de la graisse de la poêle. Faites-le jusqu'à ce que les oignons soient translucides.

5. Ajoutez du café, du bouillon de bœuf, du vin rouge et des câpres aux légumes et mélangez ce mélange.

6. Ajouter le bœuf au mélange, portez à ébullition puis réduisez le feu à doux.

7. Couvrez et faites cuire pendant 3 heures.

Cuisse de poulet croustillant au curry

Rendement : **1 portion** *; 555 calories ; 39,8 g de matière grasse ; 42,3 g de protéines ; 1,3 g de glucides nets.*

Ingrédients

- 2 cuisses de poulet
- 1 cuillère d'huile d'olive
- ½ cuillère de curry jaune
- ½ cuillère de sel
- ¼ cuillère de cumin
- ¼ cuillère de paprika
- ¼ cuillère de poudre d'ail
- Pincée de poivre de Cayenne
- Pincée de poudre de chili
- Pincée de coriandre
- Pincée de cannelle
- Pincée de gingembre

Préparation

1. Préchauffez le four à 220 °C.

2. Mélangez toutes les épices dans un bol.

3. Enveloppez une plaque à pâtisserie dans du papier d'aluminium et y déposer les cuisses de poulet.

4. Frottez uniformément l'huile d'olive sur toutes les cuisses de poulet.

5. Frottez le mélange d'épices sur les deux côtés du poulet en enrobant généreusement.

6. Faites cuire au four pendant 40 à 50 minutes.

7. Laissez refroidir 5 minutes avant de servir.

Bœuf aux cinq épices

Rendement : **4 portions** *; 515 calories ; 35 g de matière grasse ; 33,3 g de protéines ; 6 g de glucides nets.*

Ingrédients

- 200 g de bœuf haché

- ½ tasse de vin rouge

- 150 g de champignons tranchés

- 135 g de brocoli haché

- 75 g d'épinards crus

- 3 cuillères de ketchup à teneur réduite en sucre

- 2 cuillères de sauce de soja

- 2 cuillères d'ail

- 2 cuillères de gingembre haché

- 1 cuillère de cinq épices

- 2 cuillères de sel

- 2 cuillères de cumin

- 1 cuillère de poivre de Cayenne

- ½ cuillère de poudre d'oignon

Préparation

1. Coupez les bouquets de brocoli, le gingembre et l'ail.

2. Portez la fonte à feu vif et ajoutez le bœuf haché.

3. Faites dorer tout le bœuf haché, puis ajoutez le gingembre et l'ail dans la poêle.

4. Mélangez bien l'ensemble, puis ajoutez le brocoli et les épices et mélangez le tout.

5. Versez ½ tasse de vin rouge dans la casserole. Ajoutez les champignons et les épinards et mélangez le tout.

6. Une fois que les épinards sont fanés, ajoutez du ketchup, mélangez et servez !

Muffins au fromage

Rendement : **8 portions** *; 205 calories ; 16,1 g de matière grasse ; 13,6 g de protéines ; 1,3 g de glucides nets.*

Ingrédients

- 8 gros œufs

- ½ tasse demi demi

- 120 g de bacon (précuit et haché)

- ½ tasse de fromage cheddar

- 1 cuillère de beurre

- 2 cuillères de persil séché

- ½ cuillère de poivre

- ¼ cuillère de sel

Préparation

1. Préchauffez le four à 375 degrés.

2. Mélangez les œufs et la moitié dans un bol jusqu'à ce qu'ils soient presque mélangés, en laissant des traînées de blanc.

3. Incorporez le bacon, le fromage et les épices. Ajoutez tous les autres ingrédients supplémentaires maintenant.

4. Graissez un moule à muffins avec du beurre.

5. Versez le mélange en remplissant chaque tasse à peu près aux ¾.

6. Collez-les au four pendant 15 à 18 minutes ou jusqu'à ce qu'ils soient gonflés et dorés sur les bords.

7. Retirez du four et laissez refroidir pendant 1 minute. Ceux-ci gèlent bien et peuvent être chauffés individuellement.

Fresque Queso frit

Rendement : **5 portions** *; 243 calories ; 19,5 g de matière grasse ; 16 g de protéines ; 0 g de glucides nets.*

Ingrédients

• 450 g Fresque Queso

• 1 cuillère d'huile de noix de coco

• ½ cuillère d'huile d'olive

Préparation

1. Coupez le fromage en cubes ou en rectangles.

2. Dans une casserole, portez une cuillère d'huile de noix de coco et une demi-cuillère d'huile d'olive.

3. Une fois le point de fumée atteint, ajoutez votre fromage ; laissez cuire jusqu'à ce qu'il soit doré d'un côté, puis retournez-le et faites de même de l'autre côté.

4. Retirez de la poêle ; égouttez l'excès de graisse sur un essuie-tout.

Poulet au citron et au romarin

Rendement : **1 portion** *; 589 calories ; 40,5 g de matière grasse ; 47 g de protéines ; 4,2 g de glucides nets.*

Ingrédients

- 3 cuisses de poulet sans peau et sans arêtes

- 1½ cuillère d'ail haché

- 1½ cuillère d'huile d'olive

- 1 citron

- 1½ cuillère de thym frais

- ½ cuillère de romarin séché

- ½ cuillère de sauge moulue séchée

Préparation

1. Dans un mortier, ajoutez votre ail et une cuillère de sel.

2. Broyez l'ail et le sel avec un pilon pour créer une pâte.

3. Ajoutez lentement votre huile, en broyant et en mélangeant la pâte dans un aïoli.

4. Une fois l'aïoli terminé, séchez votre poulet et mettez-le dans un sac contenant l'aïoli. Bien enrober le poulet.

5. Faites mariner le poulet pendant 2 à 10 heures.

6. Préchauffez votre four à 220 °C.

7. Coupez un citron en fines rondelles et disposez-les au fond d'un plat.

8. Posez votre poulet sur les citrons.

9. Retirez les feuilles de thym de la tige et ajoutez votre thym, votre romarin, votre sauge, votre poivre et le reste de sel au poulet.

10. Faites cuire au four pendant 25-30 minutes ou jusqu'à ce que le jus soit clair.

11. Retirez le poulet de la poêle et ajoutez le jus de cuisson dans une casserole.

12. Portez la sauce à ébullition en brassant bien.

13. Baissez le feu à moyen doux tout en continuant de mélanger la sauce. Laissez-le réduire.
14. Étalez la sauce sur le poulet, profitez-en !

Poulet Szechuan

Rendement : **3 portions** *; 515 calories ; 38,3 g de matière grasse ; 63 g de protéines ; 5,2 g de glucides nets.*

Ingrédients

- 700 g de poulet haché
- 6 tasses d'épinards
- ½ tasse de bouillon de poulet
- 4 cuillères de pâte de tomate
- 3 cuillères d'huile de noix de coco
- 2 cuillères de pâte de chili à l'ail
- 2 cuillères de sauce de soja
- 2 cuillères d'Erythritol
- 1 cuillère de vinaigre de vin rouge
- 2 cuillères de moutarde brune épicée
- 2 cuillères de sel
- 2 cuillères de poivre
- 1 cuillère de flocons de piment rouge
- ½ cuillère d'assaisonnement Mme Dash
- ½ cuillère de gingembre haché

Préparation

1. Mélangez la pâte de tomate, la sauce soja, la pâte de chili ail, la moutarde brune et le gingembre dans un ramequin.

2. Sur la cuisinière, portez 3 cuillères d'huile de noix de coco à une température moyenne élevée.

3. Faites cuire le poulet haché avec du sel et du poivre dans l'huile jusqu'à ce qu'il soit bien cuit. Coupez-le en petits morceaux.

4. Ajoutez les ⅔ de votre sauce au mélange et mélangez bien.

5. Ajoutez vos épinards au poulet et laissez-le flétrir. Ajoutez le sel, le poivre, l'assaisonnement Mme Dash et les flocons de piment rouge.

6. Ajoutez le dernier tiers de votre sauce, du bouillon de poulet, du vinaigre de vin rouge et de l'érythritol. Mélangez bien les épinards et les épices.

7. Baissez le feu et couvrez la casserole. Laissez cuire environ 10-15 minutes.

Chili des cavernes

Rendement : **4 portions** *; 398 calories ; 17,8 g de matière grasse ; 51,8 g de protéines ; 5,3 g de glucides nets.*

Ingrédients

- 900 g de ragoût de viande

- 1 oignon moyen

- 1 poivre vert moyen

- 1 tasse de bouillon de bœuf

- ⅓ tasse de pâte de tomates

- 2 cuillères de sauce de soja

- 2 cuillères d'huile d'olive

- 2 cuillères de poudre de chili

- 1 cuillère de cumin

- 2 cuillères de sauce de bateau rouge

- 2 cuillères d'ail haché

- 2 cuillères de paprika

- 1 cuillère d'origan

- 1 cuillère de poivre de Cayenne

Préparation

1. Coupez la moitié du ragoût en petit cube et transformez l'autre moitié au robot culinaire en bœuf haché.
2. Coupez le poivron et l'oignon en petits morceaux.
3. Combinez toutes les épices pour faire la sauce.
4. Sautez les cubes de bœuf dans une casserole jusqu'à ce qu'ils soient dorés, transférez-les dans une cocotte. Faites la même chose avec le bœuf haché.
5. Faites sauter les légumes dans le reste de la graisse dans la casserole jusqu'à ce que les oignons deviennent translucides.
6. Ajoutez le tout à la mijoteuse et mélangez.
7. Laissez mijoter pendant 2 heures et demie à intensité élevée, puis laissez mijoter pendant 20 à 30 minutes sans le dessus.

Burger omnivore à la crème d'épinards

Rendement : **2 portions** *; 562 calories ; 38,5 g de matière grasse ; 45,3 g de protéines ; 4,8 g de glucides nets.*

Ingrédients

• 450 g de bœuf haché

• 100 g de champignons tranchés

• ¼ oignon

• ¼ poivron

• 2 tasses d'épinards crus

• 2 cuillères d'amandes grillées

• 1 cuillère de fromage à la crème

• ½ cuillère de crème épaisse

• ½ cuillère de beurre

• ½ cuillère d'assaisonnement Chipotle

• 1 cuillère de flocons de piment rouge

Préparation

1. Préchauffez le four à 230 °C.
2. Mesurez 100 g de champignons, ¼ d'oignon et ¼ de poivron. Mettez-le dans le robot culinaire et battez jusqu'à obtenir des légumes coupés en dés.
3. Ajoutez votre viande, vos dés de légumes et vos assaisonnements dans un bol et mélangez bien.
4. Répartissez 3 galettes de hamburger dans le mélange de viande.
5. Placez les 3 galettes sur une grille qui se trouve sur une plaque à pâtisserie. La plaque à pâtisserie doit être recouverte de papier d'aluminium et additionnée de sel (pour éliminer les jus de cuisson).
6. Mettez une petite quantité de viande restante dans le moule et faites-la grésiller.
7. Ajoutez les épinards et laissez fondre avec un peu de sel, de poivre et de flocons de poivron rouge.
8. Ajoutez les amandes, le fromage à la crème, le beurre et la crème épaisse et bien mélanger. Laissez ceci continuer à cuire.
9. Retirez les hamburgers du four après 19 à 24 minutes. Gardez un œil sur ceux-ci, car une fois qu'ils ont atteint une température rare, ils cuisent rapidement.

Filet de porc au bacon

Rendement : **1 portion** *; 418 calories ; 20 g de matière grasse ; 54 g de protéines ; 0,3 g de glucides nets.*

Ingrédients

- 200 g de filet de porc

- 2 tranches de bacon

- 1 cuillère de moutarde de Dijon

- 1 cuillère de sirop d'érable sans sucre

- ½ cuillère de sauce soja

- ¼ cuillère d'ail haché

- ¼ cuillère de romarin séché

- Pincée de poivre noir

- Pincée Cayenne

- Pincée de sauge

Préparation

1. Mélangez tous les ingrédients humides et secs pour faire la marinade.

2. Séchez les filets de porc et ajoutez-les à un sac ziploc.

3. Versez la marinade dans le sac et frotter sur les filets. Mettez cela au réfrigérateur pendant 3 à 5 heures.

4. Préchauffez le four à 180 °C.

5. Déposez les filets de porc sur une plaque à pâtisserie et les envelopper dans du bacon. Environ 5 tranches par filet.

6. Faites cuire au four pendant 1 heure, puis griller le bacon pendant 5 à 10 minutes.

7. Couvrez les filets avec du papier d'aluminium pendant 10-15 minutes. Coupez et servez.

Salade d'épinards au poivre rouge

Rendement : **1 portion** *; 208 calories ; 18 g de matière grasse ; 8 g de protéines ; 3,5 g de glucides nets.*

Ingrédients

- 3 tasses d'épinards
- 2 cuillères de vinaigrette ranch
- 1 cuillère de parmesan
- ½ cuillère de flocons de piment rouge

Préparation

1. Ajoutez les épinards dans un bol à mélanger, puis trempez-les dans le ranch.

2. Mélangez le tout et ajoutez vos flocons de parmesan et de poivron rouge.

3. Mélangez à nouveau le tout et servez.

Haricots verts aux pacanes grillées

Rendement : **3 portions** *; 182 calories ; 16,8 g de matière grasse ; 3,7 g de protéines ; 3,3 g de glucides nets.*

Ingrédients

- 200 g de haricots verts

- 2 cuillères d'huile d'olive

- ¼ tasse de pacanes hachées

- 2 cuillères de parmesan

- ½ zeste de citron

- 1 cuillère d'ail haché

- ½ cuillère de flocons de piment rouge

Préparation

1. Préchauffez le four à 230 °C, puis ajoutez les noix de pécan au robot culinaire.

2. Broyez les pacanes dans le robot ménager jusqu'à ce qu'elles soient bien hachées. Certaines pièces devraient être grandes, d'autres petites.

3. Dans un grand récipient, mélangez les haricots verts, les pacanes, l'huile d'olive, le parmesan, le zeste d'un demi-citron, l'ail émincé et les flocons de piment rouge.

4. Étalez les haricots verts sur une plaque à pâtisserie déjouée.

5. Rôtissez les haricots verts au four pendant 20-25 minutes.

6. Laissez refroidir pendant 4-5 minutes, puis servez !

Curry de crevettes et chou-fleur

Rendement : **6 portions** *; 331 calories ; 19,5 g de matière grasse ; 27,4 g de protéines ; 5,6 g de glucides nets.*

Ingrédients

- 700 g de crevettes
- 5 tasses d'épinards crus
- 4 tasses de bouillon de poulet
- 1 oignon moyen
- ½ tête de chou-fleur moyen
- 1 tasse de lait de coco
- ¼ tasse de beurre
- ¼ tasse de crème épaisse
- 3 cuillères d'huile d'olive
- 2 cuillères de poudre de curry
- 1 cuillère de farine de noix de coco
- 1 cuillère de cumin
- 2 cuillères de poudre d'ail
- 1 cuillère de poudre de chili
- 1 cuillère de poudre d'oignon
- 1 cuillère de Cayenne
- 1 cuillère de paprika
- ½ cuillère de gingembre moulu
- ½ cuillère de coriandre
- ½ cuillère de curcuma
- ¼ cuillère de cardamome
- ¼ cuillère de cannelle

• ¼ cuillère de gomme de xanthane

Préparation

1. Mélangez toutes les épices (sauf la gomme de xanthane et la farine de noix de coco).

2. Coupez 1 oignon moyen en tranches.

3. Amenez 3 cuillères d'huile d'olive au chaud dans une casserole. Ajoutez l'oignon, cuire l'oignon jusqu'à tendreté.

4. Ajoutez le beurre, la crème épaisse, ⅛ cuillère de xanthane et les épices, remuez pour bien mélanger.

5. Après avoir transpiré environ 1-2 minute d'épices, ajoutez 4 tasses de bouillon de poulet et 1 tasse de lait de coco. Remuez bien et couvrez.

6. Faites cuire pendant 30 minutes, avec le couvercle. Coupez le chou-fleur en petits bouquets puis ajoutez-le au curry. Cuire encore 15 minutes à couvert.

7. Détaillez et crevez les crevettes, puis ajoutez-les au curry. Faites cuire 20 minutes de plus sans le couvercle.

8. Mesurez la farine de noix de coco et ⅛ cuillère de gomme xanthane et mélangez bien au curry. Laisser cuire 5 minutes.

9. Après 5 minutes, ajoutez les épinards et mélangez bien. Faites cuire 5-10 minutes sans couvercle.

Salade déjeunée simple

Rendement : **1 portion** ; *les macros dépendent du type de viande que vous mettez.*

Ingrédients

- 2 cuillères d'huile d'olive

- 2 tasses d'épinards

- 2 cuillères de parmesan

- 1 cuillère de moutarde de Dijon

- ½ cuillère de poudre de curry (facultatif)

- Zeste ¼ citron

- Viande spécifiée au jour le jour

Préparation

1. Combinez tous les ingrédients humides dans un petit bol.

2. Mélanger la viande et les épinards dans un bol.

3. Versez les ingrédients humides sur la viande et les épinards lorsque vous êtes prêt à manger.

Biscuits Snickerdoodle

Rendement : **14 biscuits** *; 132 calories ; 12,4 g de matière grasse ; 3,4 g de protéines ; 2 g de glucides nets.*

Ingrédients

- 2 tasses de farine d'amande
- ¼ tasse d'huile de noix de coco
- ¼ tasse de sirop d'érable
- 1 cuillère de vanille
- ¼ cuillère de bicarbonate de soude
- 2 cuillères de cannelle

Préparation

1. Préchauffez le four à 180 °C.

2. Mélangez la farine d'amande, le bicarbonate de soude et le sel.

3. Dans un autre bol, mélanger l'huile de noix de coco, le sirop d'érable fait maison, la vanille et le stévia.

4. Mélangez les ingrédients secs aux ingrédients humides jusqu'à formation d'une pâte.

5. Mélangez la cannelle et l'érythritol jusqu'à formation d'une poudre.

6. Roulez la pâte en boulettes, roulez dans le mélange à la cannelle, puis déposez-les sur un silpat.

7. Utilisez le dessous d'un bocal en maçonnerie pour aplatir les balles, en graissant le fond au besoin.

8. Faites cuire au four pendant 9 à 10 minutes, retirez-les et laissez-les refroidir.

Cake aux épices

Rendement : **12 cakes** *; 283 calories ; 27 g de matière grasse ; 7,3 g de protéines ; 3,3 g de glucides nets.*

Ingrédients

Cake aux épices

- 2 tasses de farine d'amande

- ½ tasse d'érythritol

- ½ tasse de beurre salé

- 5 cuillères d'eau

- 4 gros œufs

- 2 cuillères de levure chimique

- 1 cuillère d'extrait de vanille

- ½ cuillère de cannelle

- ½ cuillère de noix de muscade

- ½ cuillère d'épices

- ½ cuillère de gingembre

- ¼ cuillère de clou de girofle moulu

Crème glaçage au fromage

- 220 g de fromage à la crème

- 2 cuillères de beurre

- 3 cuillères d'érythritol

- 1 cuillère d'extrait de vanille

- Zeste de ½ citron

Préparation

1. Préchauffez votre four à 180 °C.

2. Dans un bol, ajoutez votre beurre et votre édulcorant. Crémer ensemble jusqu'à consistance lisse.

3. Ajoutez 2 de vos œufs et continuez à mélanger jusqu'à ce que tout soit mélangé, puis ajoutez et mélangez vos 2 derniers œufs.

4. Broyez vos épices, puis ajoutez tous les ingrédients secs à la pâte. Mélanger jusqu'à consistance lisse.

5. Ajoutez votre eau à la pâte et mélangez bien jusqu'à ce qu'elle soit crémeuse.

6. Vaporisez votre plateau à cupcakes, remplissez-le aux ¾ environ et mettez-le au four pendant 15 minutes.

7. Pendant la cuisson, mélangez ensemble le fromage à la crème, le beurre, l'édulcorant, la vanille et le zeste de citron pour le glaçage.

8. Retirez vos cupcakes du four, laissez-les refroidir pendant 15 minutes, puis congelez-les.

Sauté de saucisse de poulet

Rendement : **3 portions** *; 451 calories ; 28,3 g de matière grasse ; 35,7 g de protéines ; 7,3 g de glucides nets.*

Ingrédients

• 4 saucisses de poulet

• 3 tasses de fleurons de brocoli

• 3 tasses d'épinards

• ½ tasse de fromage parmesan

• ½ tasse de sauce tomate

• ¼ tasse de vin rouge

• 2 cuillères de beurre salé

• 2 cuillères d'ail haché

• ½ cuillère de flocons de piment rouge

Préparation

1. Tranchez les 4 saucisses au bacon et au poulet cheddar.

2. Commencez à faire bouillir de l'eau sur le poêle. Pendant ce temps, ajoutez votre saucisson dans une casserole à feu vif.

3. Ajoutez vos brocolis à l'eau bouillante et laissez cuire pendant 3 à 5 minutes, selon votre goût.

4. Mélangez vos saucisses jusqu'à ce qu'elles brunissent des deux côtés.

5. Déplacez vos saucisses d'un côté de la casserole, puis ajoutez le beurre. Mettez votre ail dans le beurre et laissez-le sauter pendant 1 minute.

6. Mélangez le tout, puis ajoutez votre brocoli.

7. Versez la sauce tomate, le vin rouge et ajoutez les flocons de piment rouge.

8. Mélangez, ajoutez vos épinards avec du sel et du poivre et laissez cuire. Laisser mijoter pendant 5 à 10 minutes.

Tartelettes tacos

Rendement : **11 portions** ; *241 calories ; 19,4 g de matière grasse ; 13,1 g de protéines ; 1,7 g de glucides nets.*

Ingrédients

Pâtisserie

- 1 tasse de farine d'amande blanchie

- 3 cuillères de farine de noix de coco

- 5 cuillères de beurre

- ¼ cuillère de sel

- 1 cuillère de gomme de xanthane

- 1 cuillère d'origan

- ¼ cuillère de paprika

- ¼ cuillère de Cayenne

- 2 cuillères d'eau glacée

Remplissage

- ⅓ tasse de fromage

- 400 g de bœuf haché

- 80 g de champignons

- 3 tiges d'oignons de printemps

- 2 cuillères de pâte de tomate

- 1 cuillère d'huile d'olive

- 2 cuillères de moutarde jaune

- 2 cuillères d'ail

- 1 cuillère de cumin

- ½ cuillère de poivre

- 1 cuillère de sel

• ¼ cuillère de cannelle

Préparation

1. Combinez tous les ingrédients secs de la pâte et placez-les dans un robot ménager.

2. Coupez le beurre froid en petits carrés et ajoutez-le également à votre robot culinaire. Pulser la pâte jusqu'à l'obtention d'une texture friable.

3. Refroidissez votre pâte au congélateur pendant 10 minutes.

4. Roulez la pâte entre 2 silpats à l'aide d'un rouleau à pâtisserie, puis découpez des cercles à l'aide d'un emporte-pièce ou d'un verre.

5. Mettez la pâte dans votre moule et préchauffez votre four à 160 °C.

6. Préparez tous les ingrédients de la garniture : hachez les oignons de printemps, hachez l'ail et coupez les champignons en tranches.

7. Faites sauter les oignons et l'ail dans l'huile d'olive. Ajoutez du bœuf haché au mélange et faites-le saisir — en ajoutant des épices sèches et du Worcestershire.

8. Ajoutez les champignons et mélangez. Ajoutez ensuite la pâte de tomates et la moutarde juste avant la fin.

9. Répartissez uniformément le mélange de bœuf haché dans les tartelettes. Couvrez de fromage et faites cuire au four pendant 20-25 minutes. Facultatif : Faites griller 3-5 minutes avant de sortir du four.

11. Laissez refroidir complètement et retirez les pâtisseries.

Poulet aux arachides à la thaïlandaise

Rendement : **2 portions** *; 743 calories ; 53,5 g de matière grasse ; 70,5 g de protéines ; 8,8 g de glucides nets.*

Ingrédients

- 6 cuisses de poulet sans os et sans peau

- 1 tasse de cacahuètes

- ¼ tasse de bouillon de poulet

- 2 cuillères de sauce de soja

- 1 cuillère de jus d'orange

- 1 cuillère de jus de citron

- 1 cuillère de vinaigre de riz

- ½ cuillère d'huile de noix de coco

- ½ cuillère d'érythritol

- ½ cuillère d'huile de sésame

- 2 cuillères de pâte de chili à l'ail

- ¼ cuillère de coriandre

- ¼ cuillère de poivre de Cayenne

- Sel + poivre au goût

Préparation

1. Rincez les cacahuètes et faites-les tourner dans une centrifugeuse pour éliminer l'humidité supplémentaire. Pat sec avec des serviettes en papier.

2. Mettez les noix dans votre robot culinaire et mélangez jusqu'à l'obtention d'un mélange crémeux. Ajouter l'huile de coco et l'érythritol et mélanger encore.

3. Mélangez tous les ingrédients sauf le sel et le poivre pour obtenir la sauce.

4. Coupez les cuisses de poulet et assaisonnez-les avec du sel et du poivre.

5. Dans une casserole, chauffez une cuillère d'huile d'olive à feu vif. Ajoutez le poulet une fois chaud.

6. Essuyez le surplus d'humidité avec un essuie-tout. Poursuivez la cuisson jusqu'à ce que le poulet soit doré des deux côtés.

7. Incorporez votre sauce au beurre de cacahuète et ajoutez le poivre de Cayenne et plus de sel et de poivre si vous le souhaitez.

8. Tournez à bas et laissez mijoter pendant 10 minutes.

Cookies à la vanille

Rendement : **10 cookies** *; 167 calories ; 17,1 g de matière grasse ; 3,9 g de protéines ; 1,4 g de glucides nets.*

Ingrédients

- 1½ tasse de farine d'amande blanchie

- ½ tasse de beurre non salé

- ⅓ tasse d'érythritol

- 2 gros œufs

- 2 cuillères de café instantané

- 1 cuillère d'extrait de vanille

- ½ cuillère de bicarbonate de soude

- ½ cuillère de sel

- ¼ cuillère de cannelle

- 17 gouttes de Stevia liquide

Préparation

1. Préchauffez votre four à 180 °C.

2. Dans un bol, mélangez la farine d'amande, le marc de café, le bicarbonate de soude, le sel et la cannelle.

3. Dans des récipients ou des bols séparés, séparez vos blancs d'œufs et vos jaunes d'œufs.

4. Dans un autre bol, ajoutez votre beurre et battez bien. Ajoutez votre érythritol au beurre et continuez à le battre jusqu'à obtenir une couleur presque blanche.

5. Ajoutez vos jaunes d'œufs au beurre et mélangez jusqu'à consistance lisse.

6. Ajoutez la moitié de la farine d'amandes mélangée au beurre et mélangez-la. Ajoutez votre extrait de vanille et votre stévia liquide, puis ajoutez le reste de votre farine d'amande et mélangez bien.
7. Battez vos blancs d'œufs jusqu'à la formation de pics fermes. Pliez les blancs d'œufs dans la pâte à biscuits.
8. Divisez vos biscuits sur une plaque à biscuits, j'ai fait 10 gros biscuits. Faites cuire au four pendant 12-15 minutes.
9. Une fois terminé, déposez les cookies sur une grille de refroidissement pendant 10-15 minutes.

Mélange de légumes

Rendement : **3 portions** *; 330 calories ; 30,7 g de matière grasse ; 6,7 g de protéines ; 7,7 g de glucides nets.*

Ingrédients

- 6 cuillères d'huile d'olive

- 240 g de champignons Bella

- 115 g de brocoli

- 100 g de pois mange-tout

- 90 g de poivron

- 90 g d'épinards

- 2 cuillères de graines de citrouille

- 2 cuillères d'ail haché

- 1 cuillère de sel

- 1 cuillère de poivre

- ½ cuillère de flocons de piment rouge

Préparation

1. Préparez tous les légumes en les coupant en petits morceaux.

2. Chauffez l'huile dans une casserole à feu vif. Une fois chaud, ajoutez l'ail et laissez sauter pendant 1 minute.

3. Ajoutez les champignons et laissez-les absorber une partie de l'huile. Une fois qu'ils ont fini, ajoutez le brocoli et mélangez bien.

4. Laissez le brocoli cuire quelques minutes, puis ajoutez les pois mange-tout. Mélangez bien ceci.

5. Ajoutez le poivron, les épices et les graines de citrouille, puis mélangez suffisamment.

6. Une fois que tout est cuit, déposez les épinards sur le dessus des légumes et laissez la vapeur le flétrir.

7. Une fois les épinards fanés, mélangez le tout et servez.

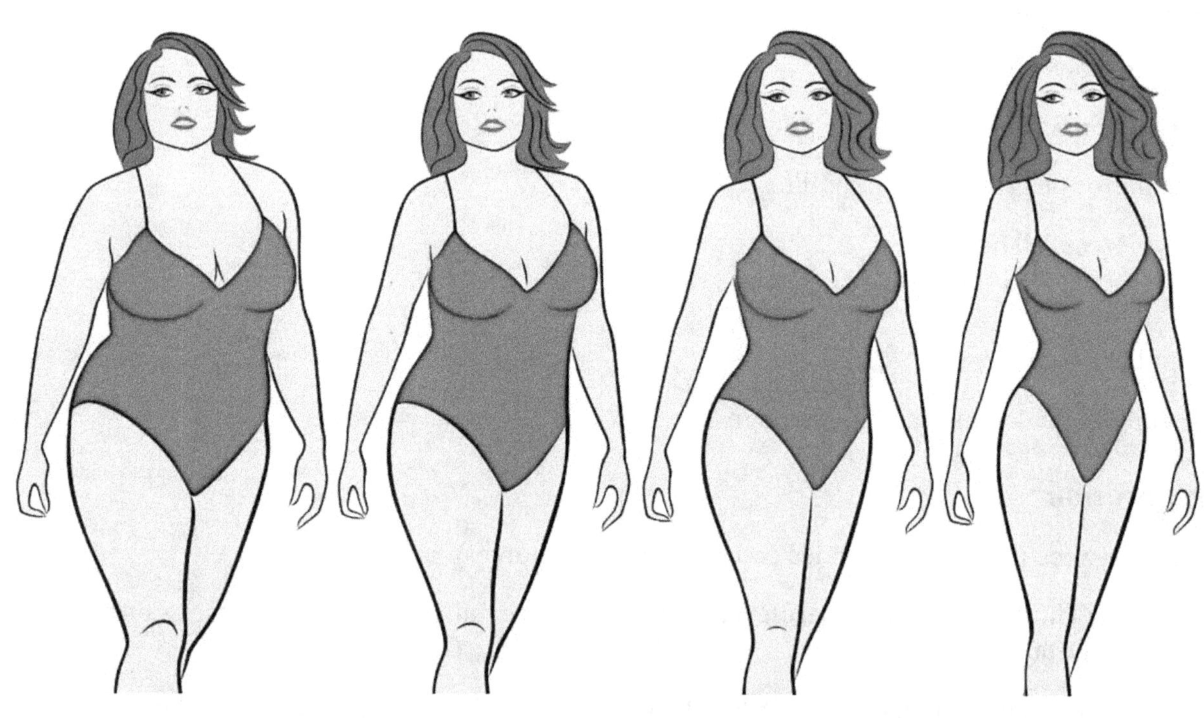

Conclusion

Au tout début, il peut être difficile de suivre un régime cétogène. Cependant, la popularité des aliments « sains » s'élargit, ce qui facilite la recherche d'aliments de qualité à faible teneur en glucides.

Tracer un chemin simple et strict. Les meilleurs résultats peuvent être obtenus par ceux qui limitent strictement la consommation de glucides. Au cours du premier mois, essayez de maintenir la consommation de glucides à un niveau aussi bas que possible. Retirer de votre alimentation en tant que sucre supplémentaire et édulcorants artificiels. Les exclure de l'alimentation réduit significativement les envies de sucre.

Buvez de l'eau et remplissez les électrolytes. La plupart des problèmes courants sont causés par la déshydratation et le manque d'électrolytes. Lorsque vous commencez un régime keto (ou si vous vous y tenez depuis longtemps), assurez-vous de boire suffisamment d'eau, ajoutez des multivitamines à votre alimentation. Si vous percevez encore des effets secondaires, commandez des électrolytes en tant que supplément séparé.

Tenez un journal nutritionnel. Il est très facile de dépasser le niveau acceptable de glucides. Les glucides cachés se retrouvent dans presque tous les produits que vous consommez. Enregistrer ce que vous mangez vous aide à contrôler la quantité nette de glucides consommée et à vous sentir responsable de votre alimentation.

L'idée principale des recettes contenues dans cet ouvrage est de vous donner un coup de pouce en termes de choix d'aliments que vous pourrez apprécier au-delà du plan de repas de 28 jours fourni.

Une fois que vous avez terminé le plan de repas, n'hésitez pas à mélanger et faire correspondre les recettes pour créer vos propres plans de repas ! N'oubliez jamais de garder à l'esprit le nombre de macronutriments et de ne pas abuser de l'apport calorique quotidien.

L'une des principales clés de tout changement de régime ou de mode de vie réussi réside depuis toujours dans des recettes conformes aux principes de l'alimentation saine. Je suis persuadée qu'il existe de nombreuses façons de parvenir à la cétose et d'atteindre votre objectif de perte de poids.

La variété est le titre du jeu ici, ce qui est crucial pour assurer la durabilité du régime cétogène. Les recettes savoureuses de ce livre sont des additions utiles pour tous ceux qui suivent un régime cétogène à n'importe quelle étape de son parcours.

Pour les débutants, il serait très utile que vous preniez le plan de repas de 28 jours comme guide utile, mais vous devez absolument quitter cette zone de confort tôt ou tard au fur et à mesure de votre aventure keto !

Le régime cétogène est un régime pauvre en glucides et riche en graisses. Diminue la glycémie et les taux d'insuline, fait passer le métabolisme des glucides aux graisses et aux cétones.

Le succès est le cumul de petits efforts répétés jour après jour !

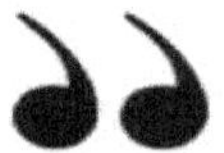

**TOUT EST POSSIBLE À
QUI RÊVE,
OSE, TRAVAILLE
ET N'ABANDONNE
JAMAIS**

Xavier Dolan

À propos de l'auteure

Teresa COOK, diététicienne professionnelle et experte en conditionnement physique, est née en 1971 aux États-Unis et y réside avec sa famille. Elle est une scientifique en nutrition avec plus de 14 ans d'expérience professionnelle. Élevée dans une famille unique et petite, la pratique d'une alimentation saine a été strictement suivie par sa famille et fait toujours partie de sa vie. Elle est diplômée de l'Université Illinois, Chicago, États-Unis, avec une licence en nutrition et travail actuellement comme nutritionniste professionnelle.

Elle a enrichi sa formation en étudiant et en pratiquant à l'Université West Chester, en Pennsylvanie. Elle a également acquis une vaste expérience clinique et enseigné la nutrition alimentaire au niveau collégial en Nouvelle-Zélande.

Passionnée par le travail avec les personnes souffrant d'intolérances alimentaires, elle sert ses clients en menant des consultations approfondies en fournissant des recommandations personnalisées concernant le style de vie, la nutrition, la phytothérapie, le yoga et la condition physique générale. Connaissant le lien entre l'intolérance alimentaire et les maladies chroniques, comme la polyarthrite rhumatoïde, le diabète et le cancer, Teresa a été le point central de la recherche et des pratiques cliniques.

Elle a gagné en popularité dans sa communauté en tant que mentore, éducatrice, conseillère, auteure et mère. Son expérience professionnelle couplée à l'expérience de changement de vie qu'elle a rencontrée avec les nombreux clients auxquels elle a fait face lui a permis d'écrire ce livre dans le but d'aider différents individus et famille à garder une bonne forme, manger bien, et vivre une vie saine.

LE MOIS DERNIER, J'AI BIEN DU
PERDRE 4 kilos

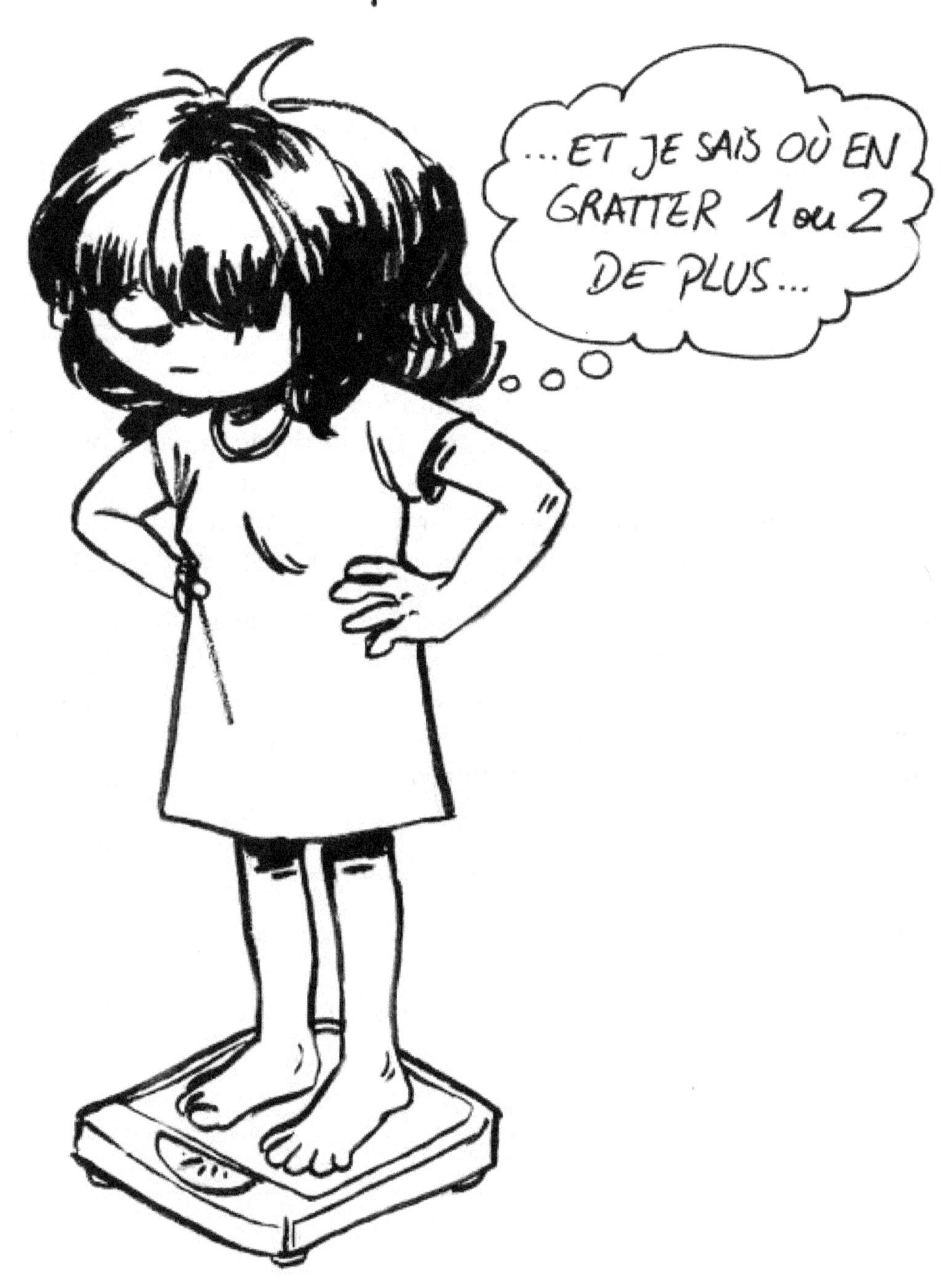

Conversion des unités de mesure

Conversion de mesure liquide - tasse en millilitre	
1/8 cuilliere à thé =	0.5 ml
1/4 cuilliere à thé =	1.25 ml
1/2 cuilliere à thé =	2.5 ml
1 cuilliere à thé =	5 ml
1 1/2 cuilliere à thé =	7.5 ml
1/4 cuilliere à thé =	4 ml
1/2 cuilliere à thé =	7.5 ml
1 cuilliere à thé =	15 ml
1/8 tasse =	30 ml
1/4 tasse =	60 ml
1/3 tasse =	80 ml
3/8 tasse =	90 ml
1/2 tasse =	125 ml
5/8 tasse =	150 ml
2/3 tasse =	160 ml
3/4 tasse =	180 ml
7/8 tasse =	210 ml
1 tasse =	250 ml
1 1/4 tasse =	300 ml
1 1/2 tasse =	375 ml
1 3/4 tasse =	475 ml
2 tasse =	500 ml
3 tasses =	750 ml
4 tasse =	1000 ml = 1 litre
8 tasse =	2000 ml = 2 litre

Conversion souvent utilisé pour les recettes (Liquide)	
62 ml de lait =	1/4 tasse
125 ml de lait =	1/2 tasse
188 ml de lait =	3/4 tasse
250 ml de lait =	1 tasse
375 ml de lait =	1 1/2 tasse
500 ml de lait =	2 tasses
1 litre de lait =	4 tasses
125 ml d'eau =	1/2 tasse
250 ml d'eau =	1 tasse
500 ml d'eau =	2 tasses

Conversion souvent utilisée pour les recettes (Solide)

30 ml de beurre =	1/8 tasse
60 ml de beurre =	1/4 tasse
120 ml de beurre =	1/2 tasse
100 grammes de beurre =	1/4 tasse
200 grammes de beurre =	1/2 tasse
300 grammes de beurre =	3/4 tasse
62 ml de sucre =	1/4 tasse
125 ml de sucre =	1/2 tasse
250 ml de sucre =	1 tasse
40 grammes de sucre =	50 ml
60 grammes de sucre =	75 ml
80 grammes de sucre =	100 ml
250 ml de cassonade =	1 tasses
500 ml de cassonade =	2 tasses
5 ml de poudre a pate =	1 cuillere a the
1/4 tasse de margarine =	50 grammes
1/2 tasse de margarine =	100 grammes
3/4 tasse de margarine =	150 grammes
1 tasse de margarine =	200 grammes
1 cuillère a soupe de beurre =	15 grammes
1/2 tasse de beurre =	100 grammes
1 tasse de beurre =	200 grammes
1/2 tasse de farine =	58 grammes
1 tasse de farine =	115 grammes
2 tasse de farine =	230 grammes
1/2 tasse de sucre a glacer =	75 grammes
1 tasse de sucre a glacer =	150 grammes
1 1/3 tasse de flocon d'avoine =	100 grammes